四川省社科联科研课题

重庆金阳集团热情支持

巴蜀名医遗珍系列丛书

主编　马烈光

熊寥笙

历代伤寒名案新注

熊寥笙　著

中国中医药出版社

·北京·

图书在版编目（CIP）数据

熊寥笙历代伤寒名案新注 / 熊寥笙著 . —北京：中国中医药
出版社，2016.10（2023.3重印）
（巴蜀名医遗珍系列丛书）
ISBN 978-7-5132-3633-1

Ⅰ . ①熊… Ⅱ . ①熊… Ⅲ . ①伤寒（中医）—医案—注释
Ⅳ . ① R254.1

中国版本图书馆 CIP 数据核字（2016）第 222835 号

中国中医药出版社出版

北京经济技术开发区科创十三街 31 号院二区 8 号楼
邮政编码　100176
传真　010-64405721
三河市同力彩印有限公司印刷
各地新华书店经销

开本 880×1230　1/32　印张 5　字数 115 千字
2016 年 10 月第 1 版　2023 年 3 月第 5 次印刷
书号　ISBN 978 – 7 – 5132 – 3633 – 1

定价　29.00 元
网址　www.cptcm.com

如有印装质量问题请与本社出版部调换（010-64405510）
版权专有　侵权必究

服务热线　010-64405510
购书热线　010-89535836
微信服务号　zgzyycbs

微商城网址　https://kdt.im/LIdUGr
官方微博　http://e.weibo.com/cptcm
天猫旗舰店网址　https://zgzyycbs.tmall.com

出版者言

　　《名医遗珍系列》旨在搜集、整理我国近现代著名中医生前遗留的著述、文稿、讲义、医案、医话等等。这些文献资料，有的早年曾经出版、发表过，但如今已难觅其踪；有的仅存稿本、抄本，从未正式刊印、出版；有的则是家传私藏，未曾面世、公开过，可以说都非常稀有、珍贵。从内容看，有研习经典医籍的心悟、发微，有个人学术思想的总结、阐述，有临证经验的记录、提炼，有遣方用药的心得、体会，篇幅都不是很大，但内容丰富多彩，各具特色，有较高的学术和实用价值，足资今人借鉴与传承。

　　寻找、搜集这些珍贵文献资料是一个艰难、漫长而又快乐的过程。每当我们经过种种曲折得到想要的资料时，都如获至宝，兴奋不已，尤其感动于这些资料拥有者的无私帮助和大力支持。他们大都是名医之后或其门生弟子，不仅和盘托出，而且主动提供相关素材、背景资料，很多人还亲自参与整理、修订。他们的无私品质和高度责任感，也激励、鞭策我们不畏艰难，更加努力。

有道是"巴蜀自古出名医"。巴蜀大地,山川俊秀,物产丰富独特,文化灿烂悠久,不仅群贤毕集,而且名医大家辈出,代有传人,医书诊籍充栋,分量十足,不愧为"中医之乡,中药之库"。因此,我们特别推出《巴蜀名医遗珍系列丛书》,精心汇集了陈达夫、吴棹仙、李斯炽、熊寥笙等16位现代已故巴蜀名医的珍贵遗著、文稿,以展现巴蜀中医的别样风采。尤其值得一提的是,此次由巴蜀名中医马烈光教授亲任主编,年逾九旬的中医泰斗李克光教授担纲主审,确保了这套丛书的高品质和高水平。另外,还有相当部分的巴蜀名医资料正在搜集整理中,会在近期集中出版。

今后,我们还将陆续推出类似的专辑。真诚希望同道和读者朋友提出意见,提供线索,共同把这套书做成无愧于时代的精品、珍品。

中国中医药出版社

2016 年 8 月 4 日

前言

　　自古以来，以重庆为中心所辖地区称为"巴"，以成都为中心的四川地区称为"蜀"，合称"巴蜀"或"西蜀"。隋代卢思道曾云："西蜀称天府，由来擅沃饶。"巴蜀大地，不仅山川雄险幽秀，江河蜿蜒回绕，物产丰富独特，而且文化灿烂悠久，民风淳朴安适，贤才汇聚如云。现代文学家郭沫若曾谓："文宗自古出西蜀。""天府"巴蜀，不仅孕育出了大批横贯古今、闪耀历史星空的大文豪，如汉之司马相如、扬雄，宋之"三苏"等，也让"一生好入名山游"的李白、杜甫等恋栈不舍。

　　更令人惊叹者，巴山蜀水，不仅群贤毕集，复名医辈出，代有传人。早在《山海经》中已有"神医"巫彭、巫咸，其后，汉之涪翁、郭玉，唐之昝殷、杜光庭，宋之唐慎微、史崧，清之唐宗海、张骥、曾懿等，举不胜举。尤其在近现代，名噪一时的中医学家，如沈绍九、郑钦安、萧龙友、蒲辅周、冉雪峰、熊寥笙、李重人、任应秋、杜自明、李斯炽、吴棹仙等，均出自川渝巴蜀。如此众多出类拔萃的中医前辈名宿，其医德、医术、医学著述、临床经验、学术思想及治学方法，都是生长、开放在巴蜀这块大地上的瑰丽奇葩，为我国中医药事业的发展增添了光辉篇章，是一份十分值得珍惜、借鉴和弘扬的、独具特色的宝贵民族文化遗产和精神财富。

"自古巴蜀出名医"，何也？

首先，巴蜀"君王众庶"历来重视国学。巴蜀地区历史文化厚重，广汉三星堆、成都金沙遗址等，不断有考古学新发现揭示着本地文化的悠久。西汉之文翁教化为巴蜀带来了中原的儒道文化，使巴蜀文化渐渐融入了中华文化之中。而汉之司马相如、扬雄之文风，又深深体现着巴蜀文化的独特性。巴蜀人看重国学，文风颇盛，即使在清末民国之初，传统文化横遭蹂躏时，巴蜀仍能以"国学"之名将其保留。另外，蜀人喜爱易学，宋朝理学家程颐就说"易学在蜀"，体现出易学是巴蜀文化的重要特征。"医易同源"，易学在巴蜀的盛行，使巴蜀中医尤易畅晓医理并发挥之。就这样，巴蜀深厚的文化底蕴为生于斯、长于斯的巴蜀中医营造了一块沃土，提供了丰厚的精神濡养。

其次，巴蜀地区中医药资源得天独厚。四川素有"中药之库"的美称。仅药用植物就有 5000 余种，中药材蕴藏量、道地药材种类、重点药材数量等，均居全国第一位。"工欲善其事，必先利其器"，有了丰富的中药材资源，巴蜀中医就有了充足的"利器"，药物信手拈来，临床疗效卓著，医名自然远扬。

最后，巴蜀名山大川众多，风光旖旎，道学兴盛，道教流派颇多，"仙气"氤氲。鲁迅先生曾谓"中国文化的根柢全在道教"，道学、道教与中华文化的形成有着密切的关系，与中医学更具"血肉联系"。于道而言，史有"十道九医"之说；于中医而言，中医"至道"中有很大部分内容直接源于道，不少名医精通道学，或身为道教中人，典型者如晋代葛洪及唐代孙思邈。巴蜀地区，道缘尤深。且不说汉成帝时，成都严君平著《老子注》和《道德真经指归》，使道家学说系统化，对道学发展影响深远。仅就道教名山而言，"蜀国多仙山"，如四川大邑县鹤鸣山为"道教祖庭"，东汉张道陵于此倡"正一盟威之道"，标志着道教的形成；青城山为道教"第五洞天"，至今前山数十座道教宫观完好保留；

峨眉山为道教"第七洞天",今仍保留有诸多道教建筑。四川这种极为浓厚的道学氛围,洵为名医成长之深厚底蕴。

自古巴蜀出名医,后人本应承继其学,发扬光大。然而,即使距今尚近的现代巴蜀名医,其学术经验的发掘整理现状堪忧。有的名医经验濒于失传;有的以前虽然发表、出版过,但如今难觅其踪;间或有一些得以整理问世,也多由名医门人弟子完成,呈散在性,难保其全面、系统、完善。如现代已故巴蜀名医中,成都李斯炽、重庆熊寥笙、达县龚益斋、大邑叶心清、内江黄济川、三台宋鹭冰等,这些医家,虽有个人专著行世,但一直缺乏一套丛书将其学验进行系统汇总与整理。

此外,现有的名医经验整理专著,多将其学术思想和临床经验分册出版,较少赅于一书,全面反映名医的学术特点。而有些名医在生前喜手录医悟、医论与医方、医案,因未得出版,遂留赠门人弟子,几经辗转,终濒临失传。如20多年前去世的名医彭宪彰,虽有《叶氏医案存真疏注》一书于1984年出版,但此书仅为几万字的注解性专著,只反映了彭老在温病学方面的学术成就。而他利用业余时间,手录的大量临床验案，至今未得到全面发掘整理，近于湮没无闻，遑论出版面世。痛夫！这些乃巴蜀杏林的巨大损失！

吾从小跟名师学中医，于20世纪60年代末参加医疗卫生工作，70年代在成都中医学院毕业留校从事医、教、研工作至今。在此期间，与许多现代巴蜀名医熟识，常受其耳提面命和谆谆教诲。几十年来，深感老前辈们理用俱佳，心法独到，临床卓有良效，遗留资料内容丰富多彩，具有颇高的学术和应用价值，若不善加搜集整理，汇总出版，则有绝薪之危。有鉴于此，我们早冀系统搜集整理出版一套现代已故巴蜀名医丛书，这也是巴蜀乃至全国中医界盼望已久的大事。适逢中国中医药出版社亦有此意愿，不谋而合，颇为相惜。此套丛书的出版幸蒙年逾九旬的巴蜀中医泰斗李克光教授垂青、担纲主审，并得到了国家中医药管理局、四川省中医药管理局、重庆市中医药管理局、四川省中医药科学院、成都中医药大学等的政策支撑，以及重庆金阳等企业的资金支持。尚得到不少名医之后或其门生弟子主动提供文献资料和相关素材之鼎力相助，更因成功申报为四川省社科课题而顺利完成了已故巴蜀现代名医存世资料的搜集、整理研究工作。对此，实感幸甚，诚拜致谢！

恰逢由科技部、国家中医药管理局等15个部委主办的"第五届中医药现代化国际科技大会"在成都隆重召开及成都中医药大学60年华诞之际，双喜临门，盛事"重庆"，愿以是书为贺，昭显巴蜀中医名家近年来的成果，尤可贻飨同道，不亦快哉！

丛书付梓之际，抚稿窃思，前辈心法得传，于弘扬国医，不无小益，理当欣喜；然仍多名医无继，徒呼奈何！若是丛书克竟告慰先贤，启示后学之功，则多年伏案之苦，亦何如也！

纸牍有尽，余绪不绝，胪陈管见，谨作是叙！并拟小诗以纪之：

巴蜀医名千载扬，济赢获安久擅长；

川渝杏林高寿日，岐黄仁术更辉煌。

丛书主编　马烈光

2016年8月于成都中医药大学

内容提要

　　熊寥笙（1905—2010），重庆名老中医，从事中医70余春秋，医理精深，医技精湛，医德高尚，重庆中医界有口皆碑。他一生喜读《内》《难》二经，精通《伤寒论》《金匮要略》及《温病条辨》等中医经典，对温病惊、厥、闭、脱等危重症的辨证及治疗论述尤深，善用经方治病。当年找他看病的患者排成长龙，熊老双手号脉，每天诊病百余人，在中医院里堪称一绝。

　　本书为《巴蜀名医遗珍系列丛书》之一，共选历代名医50家、近130个理法方药完整的伤寒医案，按《伤寒论》的方剂为次归类列证，总计75汤证，多则一证六七案，少则一案。每案之末，熊老以自己研究的心得。详加注释，会通案中脉因证治，阐明其辨证之要，立法之据，选方之意，用药之义。注文立论确切，重点突出，文笔简洁，通俗易懂，读者从中既可概览《伤寒论》治法之无穷变化，又能窥见仲景制方之奇特，医法之巧妙，而举一反三。

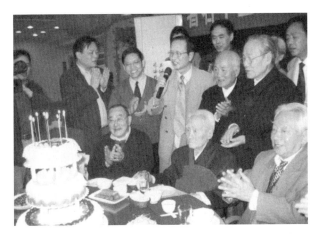

熊寥笙百岁庆典（马有度教授提供）

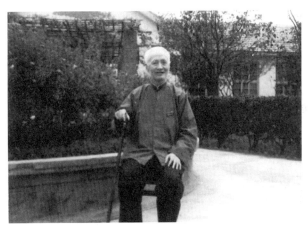

熊寥笙晚年像（陈先赋副研究员提供）

目录

一、桂枝汤证（7案）

1. 许叔微医案

治其乡人吴得甫，得伤寒，身热，自汗，恶风，鼻出涕，脉关以上浮、关以下弱。此桂枝证也。仲景法中第一方，而世人不研耳。使服之，一啜而微汗解，翌日诸症顿除。

桂枝 9g　白芍 9g　炙甘草 6g　生姜 9g　大枣 6g

蓼笙注：本案为太阳病桂枝证。广义伤寒，为外感的总称，桂枝证为太阳表虚证，故云得伤寒，实即太阳中风，故治以桂枝汤。患者身热，自汗，恶风，脉关以上浮、关以下弱，符合《伤寒论》"太阳病，头痛发热，汗出恶风"的主证，故以解肌发汗之轻剂桂枝汤主之。脉关以上浮、关以下弱者，即原文第 12 条"太阳中风，阳浮而阴弱"的异词，又即原文第 2 条"脉浮缓"之意。桂枝汤为《伤寒论》第一方，世称群方之冠，功能解肌发汗，滋阴和阳，调和营卫。太阳中风，表虚自汗，而热不解，服桂枝汤后，温覆取微似汗，以遍身漐漐汗出为佳。所谓解肌发汗，就是邪由皮毛深入肌肉一层，身热不因汗出而有所减退，故用桂枝为君药，宣通心阳，加强发汗作用。表虚自汗的原因，是在内的营阴不固，故以白芍为臣药，益阴和里以止汗。桂枝味辛性温，温通卫阳，解肌发汗，祛在表之风邪，即古人所谓"桂枝前锋，发表宰宗"。白芍味酸苦，性微寒，益阴和阳，固在里之营阴。生姜味辛性温，佐桂枝解表。大枣味甘性温，佐白芍和里。甘草味甘性平，有安内攘外之功，和养胃气，调和诸药，为发汗之资。服桂枝汤解肌发汗，微汗出后，即能止汗，这是桂枝汤的妙用所在。许氏精研《伤寒论》为伤寒大家，最善用伤寒方，辨证论治，独具手眼，故本案患者一啜而病顿除。桂枝辛温，属于温热药物，凡表病化热，或温热病高热、口干舌燥、吐血、咯血、小便黄赤短数，内有火热者，均不宜用。仲景《伤寒》例三云"桂枝下咽，阳盛则毙"，这是应当谨记的一条教训。应用桂枝汤的要诀，病者常自汗出，小便正常，手足温和，或手指稍露出外则觉微冷，覆之则温，浑身发热，微烦而又恶寒，才可用之勿误。仲景《伤寒论》中，以桂枝汤加减化裁共有十九方之多，疗效卓著。但是如不很好地掌握适应证，亦为害匪浅。高明如王清任，他在《医林改错》中说："发热有汗之症，从未见桂枝汤治愈一人。"杨素园大不以为然，说："常治风伤卫证，半剂辄愈。"王孟英说：《改错》所云者，乃温热证也。若风寒伤卫，岂可不遵仲景之法而不用桂枝汤。"余亦谓然。近人多谓近世无桂枝证，或谓古方不可治今病，道听途说，人云亦云，凡此种种，都是未读《伤寒论》的缘故，希望研究中医的人，认真读一读《伤寒论》吧！

2. 许叔微医案

治里间张太医家，一妇病伤寒，发热，恶风，自汗，脉浮而弱。许曰：当服桂枝汤。彼云：家有自合者。许令三啜之，而病不除。询其药用肉桂耳。许曰：肉桂与桂枝不同。仲景《伤寒论》用桂枝者，盖取桂枝轻薄者耳，非肉桂之肉厚也。盖肉桂厚实，治五脏用之，取其镇重；桂枝清轻，治伤寒用之，取其发散，今人一例，是以无功。许自制以桂枝汤，一啜而解。

寥笙注： 本案亦太阳中风桂枝证。云病伤寒者，外感之总称也，不必于风寒而凿分，要在证候之虚实而分辨。患者初服桂枝汤三啜而病不解，非方不对证，而是用药有误。桂枝汤以桂枝为主药，而易以温里祛寒之肉桂，则在表之风寒必不能除，故服之病不解。许询明其故，畅论肉桂与桂枝之功用各殊，不能一例观，遂自制用桂枝汤一啜而解。桂枝辛温，解肌发汗；肉桂辛热，温中散寒，一为解表药，一为温里药，主治各别，混同施用，是以无功，医者固不可不先明药性也。

3. 李士材医案

治吴君明，伤寒六日，谵语狂笑，头痛有汗，大便不通，小便自利。众议承气汤下之。士材诊其脉浮而大，因思仲景曰："伤寒，不大便六七日，头痛有热……小便清者，知不在里，仍在表也。"方今仲冬，宜与桂枝汤。众皆咋舌，以谵语狂笑为阳盛，桂枝入口必毙矣。李曰：汗多神昏，故发谵妄，虽不大便，腹无所苦，和其营卫，必自愈耳。遂违众用之，及夜而笑语皆止，明日大便自通。故病多端，不可胶执，向使狐疑而用下药，其可活乎？

寥笙注：本案为桂枝汤证变证。《伤寒论》原文第56条说："伤寒，不大便六七日，头痛有热者，与承气汤；其人小便清者，知不在里仍在表也，当须发汗，宜桂枝汤。"患者伤寒六日，表里兼病，究竟宜汗宜下，这是辨证的关键所在。众医议承气下之，以为不大便六七日，谵语狂笑，里证急，故宜下也。独士材以为不大便六七日，头痛，有热，小便清者，知不在里，仍在表也，当以汗解。众医与士材各有所见，脉症合参，从整个病情考虑，病人脉浮而大，虽不大便六七日，而腹无胀满之苦，仍头痛有热，自汗，小便不黄，表症仍在，应以桂枝汤调和营卫，解肌发汗，故药后及夜而谵语狂笑皆止，明日大便自通，承气证之假象，一剂而兼愈。所以治病无他秘诀，秘诀在于辨证，尤其在于辨证辨得准。

4. 吴鞠通医案

治一人，头项强痛而恶寒，脉缓，汗出，太阳中风，主以桂枝汤。

桂枝 9g　白芍 9g　炙甘草 6g　生姜 6g　大枣 6g

水五杯，煮二杯。第一杯服后，即食热稀粥，令微汗出佳；有汗，二杯不必食粥，无汗仍然。

寥笙注：本案为太阳中风证。《伤寒论》说："太阳病，发热，汗出，恶风，脉缓者，名曰中风。"患者症状与本条相符，故用桂枝汤原方为治。末句说："无汗仍然。"是指服桂枝汤后未能漐漐微似汗出而言，仍须啜热稀粥以助汗。吴氏为清代温病学家，著有《温病条辨》，甚行于世。温之与寒，判若水火，一热一寒，不容混淆，认得温病清，方辨得伤寒明。此案为吴氏治太阳中风的病例，有是症便用是方，辨症证治，丝毫不容假借。世有执无病不热者，于是悉用凉寒之药；执无病不寒者，于是悉用温热之剂，不从客观实际出发，只凭主观臆断用事，入主出奴，病人受殃。吴氏长温热之治，而能熟用伤寒方，可谓通家。案虽一般，特选辑之，于以见伤寒与温病，固客观存在，不以医者之主观好恶为转移也。

5. 张隐庵医案

治一少年，伤寒三四日，头痛发热，胸痛不可忍。病家曰：三日前因食面而致病。张曰：不然，面食粮食，何日不食，盖因风寒外感，以致内停饮食，非因食面而头痛发热也。故凡停食感寒，只宜解表，不可推食，如里气一松，外邪即陷入矣。且食停于内，在胸下脘间，按之而痛；今胸上痛不可按，此必误下而成结胸。病家云：昨延某师，告以食面，故用消食之药，以致胸中大痛。因诊其症尚在，仍用桂枝汤加减，一服而愈。

寥笙注：本案为桂枝证之变局，病经误下而致。《伤寒论》说："太阳病，先发汗不解，而复下之，脉浮者不愈，浮为在外，而反下之，故令不愈。今脉浮，故在外，当须解外则愈，宜桂枝汤。"患者为外感伤寒，故头痛发热，食面非其主症。医者误听病家之言，忽于审证求因，盲目地认为食面成积所致，妄用消食之剂以推食，以致胸中大痛，而成结胸之证。消法为下法之轻者、缓者，用之不当，亦损伤正气，引邪内陷，变生他病。此案患者表证，虽经消法之误用，辛表邪尚未全陷，表证仍在，病势仍有外出之机，宜乘势使用汗法，使之外解，故仍以桂枝汤加减治之，一服而愈。本案辨证要点有二：一为表证仍在，仍须发表；二为食停于内，在胸下脘间，按之而痛，今胸上痛不可按，为误下而成结胸，非食积也。张氏一生精研《伤寒论》，当机立断，辨证精确，不为病家之言所惑，虽经误下，表证仍在，仍以桂枝汤加减而愈。若仍疑似于食积作痛，再事消导，则一误再误，治更棘手，故治病必求其本也。

6. 王子政医案

治一商人。自汗症，达半年之久，延医服止涩收敛药龙牡之类，约数十帖之多，毫无寸进，乃请王治疗。询知病者无发热恶风症状，汗出不温，精神疲倦，脉象弱而不振，温剂收涩药已遍服无效。乃与桂枝汤，不加增减，服五帖而愈。

寥笙注：本案桂枝汤证，非外感风邪所致，而是营卫不相协调，常自汗出之杂症。《伤寒论》说："病常自汗出者，此为营气和；营气和者，外不谐，以卫气不共营气和谐故尔；以营行脉中，卫行脉外，复发其汗，营卫和则愈，宜桂枝汤。"患者自汗症，历时半年之久，为卫气失于卫外而为固，营阴失所屏障，卫气不共营气和谐，故常自汗出。自汗乃营卫相离，发汗使营卫相合；自汗伤正，发汗祛邪。桂枝汤能治中风之自汗，又能治表虚之自汗，具有行阴行阳之妙，开阖咸宜之功。本案患者久治不愈之自汗症，遍服他药无效，服桂枝汤五帖而愈。仲景作《伤寒杂病论》，其方不单治伤寒，亦可通治杂病。盖桂枝汤乃调和阴阳、彻上彻下、能内能外之方，非独为治太阳中风一证设，凡百病病机相同，均可随证加减施用。柯韵伯说：予常以此汤治自汗、盗汗、虚疟、虚利，随手而愈。盖以白芍微苦、微寒，能益阴敛血，内和营气。先辈说无汗不得用桂枝汤者，以白芍能止汗也。观此案益信而有征。

7. 叶天士医案

治一人，屡屡失血，饮食如故，形瘦面赤，禀质木火，阴不配阳。据说服桂枝汤治外感，即得此恙。凡辛温气味宜戒，可以无妨。徐灵胎批曰：咳嗽夹火者，服桂枝汤必吐血，百试百验。

蓼笙注：本案为桂枝汤禁忌证。《伤寒论》说："桂枝本为解肌，若其人脉浮紧、发热汗不出者，不可与之也。常须识此，勿令误也。""若酒客病，不可与桂枝汤，得之则呕，以酒客不喜甘故也。""凡服桂枝汤吐者，其后必吐脓血也。"桂枝汤滋阴和阳，调和营卫，为治太阳表虚证之方。若其人脉浮紧、发热汗不出之伤寒表实证，应以麻黄汤开表发汗，桂枝汤是禁剂。若酒客病，因内蕴湿热，桂枝汤助热碍湿，得之则呕，所以桂枝汤对酒客也是禁用剂。此外，凡素有湿热之人，以及阴虚阳旺之火体，桂枝汤辛甘温散，如其误服，都能引起失血。所以经文说，凡服桂枝汤吐者，其后必吐脓血也，这是有所指的，不是空谈。叶氏所见，及徐灵胎的批语，都是阅历之言，是有临证实践意义的。识别了桂枝汤的禁忌，才能掌握好桂枝汤的适应证而运用自如，临证时可收得心应手之效。

二、桂枝加附子汤证（1案）

许叔微医案

治一季姓士人，得太阳病，因发汗后，汗出不止，小便难，脚挛屈而不伸。诊其脉浮而大，浮为风，大为虚。仲景云："太阳病，发汗，遂漏不止，其人恶风，小便难，四肢微急，难以屈伸者，桂枝加附子汤主之。"三投而汗止；再投以芍药甘草汤，足得伸，数日愈。

寥笙注：本案为太阳病，发汗不如法，导致卫阳虚证。患者发汗后，汗出不止，为发汗太过，或药不对证之故。表阳受伤，不能卫外而为固，腠理之开合失司，玄府应闭而不闭，所以汗出不止而恶风。小便难者，因过汗则津液耗伤，阳虚则膀胱输运失司，故小便不畅。四肢微急者，以四肢为诸阳之本，阳虚不能温煦，津脱不能濡养，故难以屈伸自如。此案汗出不止，幸为卫阳虚，未致亡阳之变，故仍用桂枝汤调和营卫，加附片之大辛大热于桂枝汤中以大补表阳，表阳密则汗出自止，恶风自罢，津止阳回，则小便自利，四肢自柔。本方加附子一味，汗止阳复，诸病皆除，此亦治病必求其本也。

三、桂枝加厚朴杏仁汤证（1案）

许叔微医案

治一人，为寇执，置舟中舺板，数日得脱，乘饥恣食，良久解衣扪虱，次日遂伤寒，自汗而膈不利。一医作伤食而下之，一医作解衣外感而汗之，杂治数日，渐觉昏困，上喘息高。许诊之曰：太阳病下之，表未解，微喘者，桂枝加厚朴杏仁汤，此仲景法也。指令医者治此药，一啜喘定，再啜热缓微汗，至晚身凉而脉和矣。医曰：某平生未尝用仲景方，不知其神捷如此。

蓼笙注：本案为桂枝汤证变法。桂枝汤证为太阳正治法，本案误下，气喘，表未解，桂枝加厚朴杏仁汤为桂枝汤证变治法。患者为太阳病，医不能辨，妄作食治而误下之，以致病变息高气喘，幸邪未内陷，正气上逆，表症仍在，仍从表解，故用桂枝汤以解表，加杏仁之苦温宣肺降逆以定喘，厚朴之苦温下气以消胀利膈。既用桂枝汤加味，必有桂枝汤证之头痛、发热、汗出恶风、脉缓之见症可据。喘为麻黄症，治喘功在杏仁。此妄下后，表虽不解，腠理已疏，故不用麻黄而用桂枝。白芍酸寒，但加杏仁治喘，恐难胜任，故又加厚朴以泄之，则喘随汗减。《别录》说厚朴主消痰下气，《本经》说杏仁主咳逆上气，良有以也。本证与葛根芩连汤证，同为太阳病，当汗而反下之致喘，其喘则同，其病机各异。桂枝加厚朴杏仁汤证，误下后不下利而喘，是邪陷于胸，未入于胃，表仍未解，故用桂枝加厚朴杏仁汤主之；葛根芩连汤证，为误下而下利、脉促，喘而汗出，不恶寒，乃邪陷于里，热在阳明，故用葛根以解表，芩连以清里，其病为表里并受之病，其法亦表里两解之法，此

巴蜀名医遗珍系列丛书

其大别也。许氏精通伤寒治法，故诊之即断曰："太阳病下之，表未解，微喘者，桂枝加厚朴杏仁汤主之。"精通《伤寒论》者，对伤寒证无不胸中有数，故一遇伤寒，即明若观火，洞察无余，而素不习《伤寒论》者，则可望而不可及。故某医叹曰：某平生未尝用仲景方，不知其神捷如此！医者如能弄懂弄通《伤寒论》，则治伤寒病易如反掌，当不致有高不可攀之叹也！

四、桂枝甘草汤证（1案）

马元仪医案

治一妇人，病经一月，两脉浮虚，自汗，恶风，此卫虚而阳弱也，与黄芪建中汤一剂汗遂止。夫人身之表，卫气主之，所以温分肉，实腠里，司开合者，皆此卫气之用。故《内经》曰："阳者，卫外而为固也。"今卫气一虚，则分肉不温，腠理不密，周身毛窍，有开无阖，由是风之外入，汗之内外其孰从而拒之。故用黄芪建中以建立中气，而温卫实表也。越一日，病者叉手自冒心间，脉之濡弱特甚，此汗出过多而心阳受伤也。仲景云："发汗过多，病人叉手自冒心，心下悸者，桂枝甘草汤主之。"与一剂良已。

桂枝 12g　炙甘草 6g　水煎一次服

蓼笙注：本案为汗出多，导致心阳不足证。患者病经一月之久，自汗恶风，是本案辨证眼目，故首用黄芪建中汤建立中气以温卫实表。汗为心液，汗出过多，则心液伤而喜按，所以叉手自冒心者，以护庇而求安定也。心下悸，悸，心动也，心下筑筑然悸动不宁，但与惊不同。有触而动曰惊，不触而动曰悸；惊从外起，悸自内生，皆不外心虚之故。桂枝、甘草着重于补心阳，如果是亡阳，就要用干姜、附片。方中桂枝非为发表，乃取其辛温色赤，入心而益阳，配炙甘草以补虚益气。药味少而力专，所以煎好后一次服下，见效迅速也。

五、小建中汤证（3案）

1. 许叔微医案

治乡人邱生者，病伤寒发热，头痛烦渴，脉虽浮数而无力、尺以下迟而弱。许曰，虽麻黄证，而尺迟弱，仲景曰："尺中迟者，营气不足，未可发汗。"用小建中加当归、黄芪，翌日脉尚尔。其家索汗药，言几不逊。许忍之，只用建中调营而已。至五日，尺部方应，遂投麻黄汤二服，发狂须臾，稍定略睡，已得汗矣。信乎医者当察其表里虚实，待其时日，若不循次第，取效暂时，亏损五脏，以促寿限，何足贵也。

寥笙注：本案患者病伤寒，头痛发热，虽似麻黄证，而脉浮数无力，尺以下迟而弱，此为里虚气血不足之候。脉症不相吻合，应舍症从脉，虽有麻黄证，亦不可发表，故以小建中汤加当归、黄芪，大补营血，建立中气，中州既建，然后审其病之在表在里，或汗或下，方不致误。以中州既建，虽发汗不致亡阳，虽下阳亦不致内陷，所谓急则从标，而缓则从本也。服小建中汤加味五日，营血得复，尺脉方应，然后以麻黄汤解表，得汗而愈。若不循次第，妄用麻黄汤发汗，虚以实治，必亡阳而死。小建中汤为桂枝汤化裁，功能温养中脏，补虚和里，使气血两调，外邪亦能自解，是寓攻于补的方剂。桂枝汤治太阳中风表虚证，小建中汤治太阳伤寒里虚证，故方可加味互用，一表一里，对比观之，尤易醒人眼目。本案辨证关键在于脉诊，尺以下弱而迟，为里虚气血不足，此为要点。若凭症而不察脉，治必大错，信乎切脉之不可或缺也。

2. 王旭高医案

治一人，脉双弦，有寒饮在胃也；脘痛吐酸，木克土也；得食则痛缓，病属中虚，当和中泄木祛寒，小建中汤加减主之。

白芍　桂枝　干姜　炙甘草　法半夏　橘饼　川椒　党参白术

蓉笙注：本案为中虚里寒，木气横逆，脘痛吐酸证。辨证要点有三：一为脉双弦。脉双弦者，寒也。弦为阴脉，主腹痛，此为阳虚阴盛，血气收敛，筋脉拘急之故。二为食则痛缓。痛有虚实之分，实痛腹部硬拒按，得食加剧；虚痛腹部濡软，按之痛减，得食则缓解。三为吐酸。酸属木味，吐酸为木横克土之症。患者阴寒特盛，故脉双弦；里虚较重，故得食痛缓。治以小建中汤，加大辛大热之干姜、川椒，以温中止痛；党参、白术之甘温，以补中健脾；橘饼之辛温，以理气开胃。仲景伤寒方不单治伤寒，可通治杂病。本案脘痛吐酸，得食痛缓，类似今日的胃溃疡及十二指肠溃疡之属虚寒证者，故用小建中汤加减治之而病愈。本方又治自汗、盗汗。自汗属阳虚卫气不固，盗汗属阴虚营血不足，小建中汤能扶助中气，调和营卫，故自汗、盗汗，都可用之加减治疗。自汗气虚，可加黄芪；盗汗营虚，可加小麦、茯神。此外，亦治黄胖病（俗名脱力黄）。其症肢面浮而发黄，全身无力，动则气喘，脉象虚弱，舌淡不华，食欲减退。病由脾胃阳虚，生化来源不足，营卫气血俱虚所致。小建中汤温养脾胃，平补阴阳，故能治之。本方为安内攘外、泻中寓补之温剂，仲景治阳虚之总方也。得其旨者，可即此一方，而治百十种阳虚证候，无不立应，是在医者之灵活运用耳。

3. 曹颖甫医案

治王右。腹痛喜按，痛时自觉有寒气上下迫，脉虚弦，微恶寒。此为肝乘脾，小建中汤主之。

饴糖 30g　白芍 18g　桂枝 9g　炙甘草 6g　大枣 6g　生姜 9g

蓼笙注：本案为中阳不足，里虚腹痛证。患者腹痛喜按，脉虚弦，恶寒，为阴寒气盛，中阳不足，肝木乘脾所致，故以小建中汤治之而愈。本汤功能补虚安中，缓急止痛。汤名建中者，建者立也，因中气不足，以此重立之也；此汤寓发汗于不发之中，曰小者，以半为解表，不全固中也。小建中汤重用饴糖，甘温为君补中；白芍为臣，酸甘益阴；佐以桂枝之辛温发散，合白芍以调和营卫；又以甘草、大枣、生姜甘缓辛温，养胃和中，故能温养中气，平补阴阳，调和营卫。本案与前案症状略有出入，前案阴寒更盛，里虚较重，故用小建中汤加味；此案较轻，故以小建中汤主之而不加味，但其为里虚则一也。

六、桂枝加桂汤证（2案）

1. 肖琢如医案

张某，为书店帮伙。一日延诊，云近日得异疾，时有气痛，自脐下少腹起，暂冲到心，顷之止，已而复作，夜间尤甚，请医不能治，已一月余。审视舌苔白滑，脉沉迟。即与桂枝加桂汤，一剂知，二剂愈。

桂枝 15g　白芍 9g　生姜 9g　炙甘草 6g　大枣 6g

寥笙注：本案为肾气虚，因寒引动上乘之证。盖以太阳之邪不得外泄，内遏肾脏水寒之气上冲于心，如豚之奔突，以太阳经脉络肾，寒邪由表犯里也；桂枝加桂汤，功能伐肾邪，降冲逆，兼解外寒，故服后肾邪平而营卫调，表里通和，病得以愈。本方加桂，有说加肉桂者，此案肖氏则加桂枝，不知孰是。李东垣说："气之薄者，桂枝也。气之厚者，肉桂也。气薄则发泄，桂枝上行而发表；气厚则发热，肉桂下行而补肾。"徐灵胎说："重加肉桂，不特御寒，且制肾水。"刘潜江说："气之厚者，亲下，即走里而入阴分，凡在里之阴滞而阳不足者，皆可治也；气之薄者，亲上，即走表而入阳分，凡在表之阳壅而阴不和者，皆可治也。"据此，则桂枝、肉桂之用，岂不彰明较著哉！仲景书用桂而不云枝者二处：一桂枝加桂汤，一理中丸去术加桂；一主脐下悸，一主脐下筑，皆在下之病。本案加桂，肖氏加桂枝，一剂知，二剂愈，疗效显著，又将何说？无已，其难临床再实践可也。

2. 姜佐景医案

治周右。气从少腹上冲心，一日四五度发，发则白津出，此作奔豚论治。

　　肉桂 3g　桂枝 6g　白芍 6g　生姜 6g　炙甘草 6g　红大枣 6g

　　再诊：投桂枝加桂汤后，气上冲减为二三度发，白津之出亦渐稀，下泻矢气，此为邪之去路，佳。

　　肉桂 3g　桂枝 9g　白芍 9g　炙甘草 9g　生姜 3 片红枣 10 个　厚朴 15g　半夏 9g

　　寥笙注：本案亦为心阳不足，下焦寒气上逆之奔豚证。辨证要点，为气从少腹上冲心，发作有时。前案张某脉沉迟，舌苔白滑；本案发则白津出，为发作时口中清水流出，均为应用本方之着眼点。奔豚证为阴邪乘虚冲心，本方和营散邪，益火消阴故治之。再诊加厚朴、半夏之辛温，以降冲逆、逐水饮也。至于加桂问题，上案已详，尤有言者，古书中无肉桂，崔氏肾气丸方，仲景亦用桂枝，今人则用肉桂。实践证明，加桂枝或加肉桂，均无不可，要在辨明下焦寒气之轻重，轻则桂枝，重则肉桂，宜灵活掌握，不可拘泥。

七、桂枝加大黄汤（1案）

曹颖甫医案

治一人，起病于暴感风寒，大便不行，头顶痛，为太阳阳明同病，自服救命丹，大便行而头痛稍愈。今表症未尽，里症亦未尽，脉浮缓，身常有汗，宜桂枝加大黄汤。

桂枝 9g　白芍 9g　甘草 3g　生大黄 9g　生姜 9g　大枣 6g

寥笙注：本案为太阳阳明同病，故用桂枝加大黄汤表里两解法。患者表证未解，头痛，自汗，脉浮缓，故用桂枝汤以解表；里症亦未尽，加大黄之苦寒，以导其滞。本方为解表攻里的温清方，传经热邪，陷入太阴，温燥不行，亦当温利自阳明出。桂枝汤中少加大黄，七表三里，以杀其势，故与大柴胡汤之用大黄同义。方用大黄攻阳明之实热，以除腹痛；桂枝举下陷之阳邪，以解肌表；白芍敛阴和里，甘草缓中调胃；姜之辛散；枣之甘润，务使营卫振发，则阳邪不致内陷，而腹大实痛自除。太阴病无纯用寒下法，此因误下而反见太阴之实邪，故用大黄与桂枝温下，此其精神也。

巴蜀名医遗珍系列丛书

八、桂枝麻黄各半汤证（1案）

许叔微医案

治一人，病伤寒身热，头痛无汗，大便不通已四五日。许询之，见医者治大黄、朴硝欲下之。许曰：子姑少待，予为视之。脉浮缓，卧密室中，自称甚恶风。许曰：表症如此，虽大便不通数日，腹又不胀，别无所苦，何遽便下？大抵仲景法，须表罢，方可下；不尔，邪乘虚入，不为结胸，必为热利也。作桂枝麻黄各半汤与之，继之小柴胡，漐漐汗出，大便亦通而愈。

桂枝 3g　白芍 3g　生姜 3g　炙甘草 3g　大枣 3g　麻黄 3g　杏仁 4g

寥笙注：本案系邪微表郁，宜和营卫，小发汗，为太阳病兼变治法。患者身热，头痛，无汗，为麻黄汤证；脉浮缓，恶风，为桂枝汤证。病延时日已久，表邪已微，不宜用麻黄汤峻发其汗，既不得汗出，也不是桂枝汤所能解。此时单用一方均不适合，而与桂麻各半汤，却能双方面照顾，两全其美。本方为桂枝汤和麻黄汤两方的合剂，剂量很轻，是一个偶方轻剂。桂枝汤调和营卫，所以为发汗之地；麻黄汤疏达皮毛，所以为无汗之用，而白芍、甘草、大枣之酸收甘缓，配生姜、麻黄、桂枝之辛甘发散，有刚柔并济，从容不迫之妙，所以服后能收到小汗邪解的效果，而无过汗伤正的流弊。本案症状看现象，即易误认为承气证，故医者治大黄、朴硝欲下之；许氏精研《伤寒论》，辨证论治，独具只眼，脉证合参，作桂枝麻黄各半汤与之，继之小柴胡而愈。若执迷于无汗不得用桂枝，脉浮缓不得用麻黄之戒，病必不除。是以医者不可死读书，必须活学活用，方为妙手也。

九、桂枝二麻黄一汤证（1案）

吴鞠通医案

治一人，头痛，恶寒，脉紧，言謇，肢冷，舌色淡。太阳中风，虽系春天，天气早间阴晦，雨气甚寒，以桂枝二麻黄一汤法。

麻黄（去节）9g　桂枝 18g　白芍 18g　炙甘草 9g　杏仁 15g　生姜 6g　大枣 6g

煮三杯，得微汗；再服，不汗，促投其间。

寥笙注：本案亦系邪微郁表，宜和营卫，小发汗，为太阳病兼变治法。患者头痛、恶寒、脉紧，是麻黄汤证；肢冷、舌色淡、言謇，显系阳虚体质、营卫两虚之象。表证虽急，但不宜峻发，故用桂枝汤二以顾护不足之阳气，麻黄汤一以疏散表邪，两者互相为用，固正祛邪，得微汗而解。吴氏虽温病学家，但亦善用伤寒法，虽时当春令，而天气阴晦，雨气甚寒，故亦以伤寒法治之，不为春忌麻黄之说所囿。要知药所以治病，非所以治时，有是病即用是药，此仲景辨证用药之心法也。

十、麻黄汤证（6案）

1.曹颖甫医案

治范左。伤寒六七日，形寒发热，无汗而喘，脉浮紧，为不传也。麻黄汤主之。

麻黄 3g　桂枝 3g　甘草 3g　杏仁 9g

廖笙注：本案为太阳伤寒正局。桂枝汤为太阳中风表虚证，麻黄汤为太阳伤寒表实证。患者伤寒六七日，仍形寒（热伤气，寒伤形，形寒即概括头项、腰脊强痛等症）发热，无汗而喘，脉浮紧，虽六七日，伤寒表证仍在，所以为不传也。伤寒六经传变，有循序的，有不循序的，不要为时间所拘，贵在辨证施治，故仍以麻黄汤主之，方证相符，不用加减。太阳为开，主表。寒邪束表，阳气向上向外，故头痛发热；寒邪闭表，经气怫郁不舒，故身疼腰痛，骨节疼痛；表闭则卫气不伸，不能御寒，故恶风；营气不能通达于表，玄府（汗腺也）闭塞，则无汗；寒邪郁闭皮毛，邪气不得外泄，肺气不能宣通，故无汗而喘。

麻黄证与桂枝证之鉴别：桂枝证脉缓自汗，为卫阳浮盛，营阴内弱；麻黄证为脉紧无汗，为卫阳外闭，营阴内郁，一虚一实，判若天渊。《内经》说发表不远热，故麻黄汤为辛温发汗峻剂。伤寒初起，寒未化热，方用麻黄为君，辛温走表，开毛窍，逐风寒，入肺经，宣肺定喘；桂枝为臣，味辛温，色赤入心，入于营分，升腾阳气；佐以杏仁辛温，利肺降气；甘草甘平，调和诸药，共奏安内攘外之功。

伤寒为大病，每多传变。《内经》说：伤寒一日，太阳受之；二日，阳明受之。《伤寒论》原文第 5 条说："伤寒二三日，阳明少阳证不见者，为不传也。"病之传与不传，主要以人身正气的盛衰为转移。正能胜邪则少传或不传，正不胜邪则多传变，故传者言其常也，不传者言其变也，知常而不知变，何以为医？本案伤寒六七日，病仍在太阳，若计日治病而不明辨证，妄以三阴方投之，岂不偾事！故仲景传经之说，并非刻板之论，要在医者之灵活对待。

2. 曹颖甫医案

治黄汉栋。夜行风雪中，冒寒，因而恶寒，时欲呕，脉浮紧。宜麻黄汤。

生麻黄 9g　桂枝 9g　杏仁 9g　甘草 6g

寥笙注：本案症状与前案对比，骤视之，伤寒症状不甚典型。但结合《伤寒论》原文第 3 条观之，"太阳病，或已发热，或未发热，必恶寒，体痛，呕逆，脉阴阳俱紧者，名曰伤寒"，其症状基本相符，故仍为太阳伤寒证。患者恶寒欲呕，而脉浮紧，无汗，为麻黄汤证眼目。至于喘与呕，有时不一定同时并见，大致寒邪郁肺则多喘，寒邪犯胃则多呕，其致喘致呕的原因，都不外寒邪束表所致，治病求本，宜麻黄汤开表发汗，则病自愈。

3. 曹颖甫医案

治俞右。伤寒，头项强痛，恶寒，时欲呕，脉紧。宜麻黄汤。

麻黄 15g　桂枝 15g　杏仁 9g　甘草 9g

寥笙注：本案太阳伤寒证极为典型，方剂用量也较大，药随病变，或轻或重，灵活掌握，总以中病为度，不要执一而不知变。大抵高寒地带用量较重，燥热地带用量较轻。清代名医徐灵胎，根据汉时度量衡，对麻黄汤定了一个剂量：麻黄 3g，桂枝 3g，杏仁 6g，甘草 1.5g，可供初学用伤寒方之参考。伤寒病，极变迁，辨证不清，处方不当，轻描淡写，敷衍塞责，必致延误病程。患者头项强痛，恶寒，时欲呕逆，脉紧，伤寒脉症悉具，未言无汗者，省文也。医者临证，贵在抓着主要矛盾，掌握主症，其他有关症状，就不一定要完全具备，所以有"但见一症即是，不必悉具"之说。本案病大方高，单刀直入，不愧为伤寒大家。

4. 陶节庵医案

治一人。伤寒四五日，吐血不止，医以犀角地黄汤、茅花汤治而反剧。陶切其脉，浮数而紧，曰：若不汗出，邪何由解？进麻黄汤一服，汗出而愈。或曰：仲景言衄家不可发汗，亡血家不可发汗，而此用麻黄，何也？曰：久衄之家，亡血已多，故不可汗。今缘当汗不汗，热毒蕴结乃成吐血，当分其津液乃愈。故仲景又曰：伤寒脉浮紧，不发汗，因致衄者，麻黄汤主之。盖发其汗，则热越而出，血自止也。

蓼笙注：本案吐血而用麻黄汤，为失用麻黄汤及时治疗之变局。患者伤寒四五日，吐血不止，为太阳伤寒失表，因阳气重，虽吐血亦不解。陶氏诊其脉浮而数，无汗，热不得出，发其汗，汗出血自止，故以麻黄汤主之。血之与汗，同属营气所化，名异而源同，心主血，汗为心之液。《内经》说："夺血者无汗，夺汗者无血。"故在某种情况下，太阳表证，有时可从衄而解，名曰红汗。衄，一般作鼻衄解，不知吐血为内衄，仲景并未凿定为鼻衄。衄后病不解，须再发汗，辨证非易。本案辨证眼目有二：一则进犀角地黄汤而病反加剧，可知里无实热，吐血不止，不是血热妄行。二则切脉浮数而紧，病机向外，并未入里，若不汗出，邪何由解？故进麻黄汤一服，汗出而愈。陶氏辨证精确，投方中的，自当效如桴鼓。

为了掌握好衄后病不解，须再发汗，下列三点，为辨证关键：①表实证仍在；②确无里热；③阴气未伤，无口干舌燥、尿短尿赤等症。具有以上条件，才能确断其衄血为寒邪外闭，阳气重，郁热上盛所致。若衄后出现里热证，此为阳热亢盛，迫血妄行，大忌辛温发散，治宜清降里热；若衄后阴气已伤，再汗则津液更耗，水不制火，有造成阳亢阴竭之危险，治宜滋阴凉血。麻黄汤为表证发汗之第一方，伤寒初起，风寒在表，邪未化热，元气未衰之发表峻剂，用之得当，一剂而愈，用之不当，祸不旋踵。近世此证较为少见，但医者不可不知有此治法，故详论之，聊供参考。兹附三案，为妄用麻黄汤致误的痛苦教训。

怀抱奇述一医者，素自矜负，秋月感寒，自以麻黄汤二剂饮之，目赤唇焦，裸体不顾，遂成坏症。

又一药客，感冒风寒，用麻黄五钱服之，吐血不止而死。此二症亦进黄连解毒汤、犀角地黄汤救之，终难挽回，大可骇也。

怀抱奇又治一友人，积劳后感寒发热，医者好用古方，竟以麻黄汤进，目赤鼻衄，痰中带血；继以小柴胡汤，舌干乏津。怀诊之，脉来虚数无力，乃劳倦而兼阴虚候也。误投热药，能不动血而竭其液耶？连进六味地黄汤三剂，血止，神尚未清，用生脉散加当归、枣仁、茯神、远志，神虽安，舌仍不生津。乃曰：肾主五液，而肺为生化之源，滋阴益气，两不见效，何也？细思之，因悟麻黄性不内守，服之而竟无汗，徒伤其阴，口鼻虽见血，药性终未发泄，故津液不行，仍以生脉散加葛根、陈皮引之，遂得微汗，舌果津生；后以归脾汤、六味地黄丸而痊。

凡事都要一分为二，有其利，必有其弊，关键问题在于掌握麻黄汤的适应证，药与证对，确能起到起死回生的作用；如果不加辨证，盲目乱投，诚如怀氏所述，麻黄汤就成为致人于死的毒剂了。麻黄汤是如此，其他方剂掌握不好也是如此。

5. 李东垣医案

治一人。病脾胃弱，与补剂愈。继而居暖室，卧热炕，咳而吐血。余谓此久虚弱，外有寒形，邪不得舒伸，故血出于口。因思仲景治伤寒脉浮紧，当以麻黄汤发汗，而不与之，遂成衄血，却与麻黄汤立愈，与此甚同。因此处方，麻黄芍药人参汤：

麻黄（去外寒）3g　白芍（安太阴）3g　甘草（补元气）3g　黄芪（实表益卫）3g　桂枝（和表）1.5g　当归（和血养血）1.5g　人参（益元气而实表）1g　麦冬（保肺清心）1g　五味子（收肺气，安五脏）1g

水二杯半，先煎麻黄去沫，再入群药同煎一杯，去渣。乘热临卧一服，愈。

寥笙注：本案亦麻黄汤之变证。患者致病因素为久病体弱，感受外寒，邪不得舒伸，故血出于口，病理机制，与前案无异。故仍仿麻黄汤意用药，虚实互参，补泻并用，创立麻黄芍药人参汤治之。方系麻黄汤与桂枝汤加减，并以生脉散与当归补血汤合进，虚人外感吐血，治无余蕴矣。东垣为金元四大家之一，平生善用补药，对脾胃病尤为擅长，世传补中益气汤，即为其所创制。学古而不泥古，一般少用成方，本案即是一个例证。

6. 张石顽医案

治黄姓者。正月间，患伤寒，衄血甚多，必发于卯刻，数日不止；

面上拂郁，脉浮大而数，按之则芤。意谓衄血既多，则热当自解，此独不能者，先必邪气在经，点滴之衄，误服凉血止截药所致。遂与越婢汤一剂，热服得汗而解。但至夜身有微热，更与当归补血汤四剂而愈。

麻黄 4g　炙甘草 3g　生姜 9g　大枣 3g　生石膏 12g

寥笙注：本案越婢汤证，亦麻黄汤证之变证。伤寒病应表失表，邪无出路，阳气重，往往引起吐血或衄血。患者衄甚多，数日不止，仍头痛身热，面上拂郁，脉浮大而数，表证未解，已极显然，此为辨证关键、投剂标准。加以误服凉血止截之药，则表邪更加锢闭，若不行疏表寒、清里热之法，病从何而解。故投以越婢汤热服得汗而愈。因衄血过多，数日不止，六脉虽浮数，按之则芤，血亏明显，更与当归补血汤以调理善后，此治疗之有先后缓急也。

十一、大青龙汤证（1案）

许叔微医案

治何保义。在行军中得伤寒，脉浮涩而紧。许曰：若头痛，发热，恶风，无汗，则麻黄汤症也；烦躁，则大青龙汤症也。何曰：今烦躁甚。投以大青龙汤，三服汗解。

麻黄 9g　桂枝 3g　炙甘草 3g　杏仁 12g　生姜 9g　大枣 6g　生石膏 12g

寥笙注：本案为麻黄汤证之变证治法。患者在行军中得伤寒，脉浮紧，恶风，无汗，为麻黄证，又加烦躁甚，其为大青龙证无疑。昔人对桂枝证、麻黄证、大青龙证，有三纲鼎立之说，谓桂枝证为风伤卫，麻黄证为寒伤营，大青龙证为风寒两伤营卫。夫既有伤风伤营之分，又有营卫两伤之混，使人无下手处矣。自此说出，大青龙证变成漆黑一团，不可究诘，长期争论不休，迄无明确之论。桂枝证固然是风伤卫，但与营气并不是毫不相涉。《伤寒论》说："太阳中风，阳浮而阴弱，阳浮者热自发，阴弱者汗自出……桂枝汤主之。"桂枝汤用白芍益阴和里，固在内之营阴；桂枝温通卫阳，解肌发汗，去在表之风邪，如病与营分无关，桂枝汤中即无须用白芍。麻黄汤证为寒伤营，但卫分也同时受病，卫阳被郁，腠理闭塞，肺气上逆而作喘；表闭无汗，卫阳不伸，不能御寒，故恶风寒。麻黄汤用麻黄为君，入肺走皮，开毛窍，逐风寒，宣肺定喘，佐杏仁以利肺气，正所以散卫分之邪。大青龙汤证，较麻黄汤证更重，既有风寒之邪外袭于表，又有阳热之邪闭郁于里，不能外越，故突出烦躁一证。烦者，太阳之气内郁胸中也；躁者，太阳之气外扰四肢也。故大青龙汤证之辨证要点，在于无汗而烦躁。中风、伤寒两词，仲景往往互用。《伤寒论》说："太阳中风，阳浮而阴弱。阳浮者，热自发；阴弱者，汗自出，啬啬恶寒，淅淅恶风，翕翕发热，鼻鸣干呕者，桂枝汤主之。""伤寒不大便六七日，头痛，有热者，与承气汤。其人小便清者，知不在里，仍在表也，当须发汗，宜桂枝汤。"前条冠以太阳中风，本条以伤寒冠首；第35条麻黄汤证，只冠太阳病，头痛，发热，身疼腰痛，骨节疼痛，恶风无汗而喘，未明言伤寒或中风、故中风、伤寒两词多互用，并未凿分。至于大青龙汤证，《伤寒论》说："太阳中风，脉浮紧，发热恶寒，身疼痛，不汗出而烦躁者，大青龙汤主之。""伤寒脉浮缓，身不疼，但重，乍有轻时，无少阴证者，大青龙汤发之。"此两条一说中风，一说伤寒，合观之，是后世主张大青龙汤证为风寒两伤营卫的根据。但问题在于何以风伤卫脉反浮紧？寒伤营脉反浮缓？又令人难以置信。其实风也、寒也，都是外在条件，它是病的诱因，疾病的发生，是人体正气之虚，外邪乘虚而入，外因必须通过内因而起作用。疾病的发生和发展，是人体正气与邪气作斗争或胜或负的表现。同一风寒伤人，因人的体质不同，正气的强弱各殊，所表现的证状也千差万别。因此，伤寒、中风为病，不要在风寒名词上凿分，重在证状上细辨，有诸内，必形诸外，这是治病求本的关键所在。大青龙汤证，为麻黄汤证之变证，而且较重，因其人表实，不易外感，一旦外感，较之虚人利害，卫气闭郁，不能泄于外，而反以实阳气，阳气既实，又表闭不通，闭热于里，故不汗出而烦躁。烦躁是热伤其气；无津不能作汗，故发热恶寒，身疼不解，特加石膏的味辛性寒，以清热生津，除烦安躁；然其性沉寒，恐内热顿除，表寒不解，变为寒中，故重用麻黄以发表，甘草以和中，更用姜、枣以调和营卫，一汗而表俱解，风热两除，此大青龙

巴蜀名医遗珍系列丛书

汤清内攘外之功，所以佐麻桂二方之不及。其立方之旨，因烦躁而独加石膏，此大青龙证之点睛也。因龙能兴云致雨，喻本方发汗之峻，故名大青龙。许氏精于治伤寒，胸有成竹，凡遇伤寒证，无不一眼觑破，所以断之说：若头痛，发热，恶风，无汗，则麻黄汤证也；烦躁，则大青龙汤证也。投以大青龙汤，三服汗出而愈。脉症相符，辨证果断；方与证对，不用加减，故服之有立竿见影之效。

十二、小青龙汤证（3案）

1.吴鞠通医案

治徐某，二十六岁，酒客。脉弦细而沉，喘满短气，胁连腰痛，有汗，舌苔白滑而厚，恶风寒，倚息不得卧。此系内饮招外风为病，小青龙去麻辛证也。

桂枝 18g　干姜 9g　杏仁 15g　炒白芍 12g　生姜 9g　半夏 18g　炙甘草 3g　制五味 4.5g　旋覆花 9g（布包煎）

窦笙注： 本案小青龙汤证，为麻黄汤证的变局，亦桂枝汤的变证，因小青龙中，既有麻黄汤，也包括了桂枝汤。患者为"内饮招外风"，亦即伤寒心下有水气之见症，所不同者，有汗，喘满短气而不咳，胁连腰痛，症状略有出入，故以小青龙汤加减。去麻黄者，以有汗不堪再发也；喘满短气不得卧，故加杏仁以平喘；复加旋覆花者，以其苦辛微温，佐杏仁以加强祛痰降逆之力也。

小青龙汤证与大青龙汤证的鉴别： 大青龙汤证为表寒里热，只烦躁是里证；小青龙汤证为内饮外寒，里证为多，只发热形寒是表证。本证仲景未言脉，临证实践，脉多弦紧兼浮，有时兼沉。小青龙汤证，为伤寒表不解，心下有水气，干呕，发热而咳，或喘。发热是表未解，干呕而咳是水气为患。证属外寒内饮，法宜温肺散寒，化饮降逆为治。方中用麻黄以开表；半夏辛温化痰止呕；干姜、细辛性味均辛温，共奏镇咳行水之功；桂枝、白芍行营卫而散表邪；五味之酸以敛肺之逆气；甘草之甘以和诸药，即《内经》所说"以辛散之，以甘缓之，以酸收之之意"。古方之运用，必须紧密结合临床，药证相符，即用原方；症有出入，必须加减。有说古方不可加减者，是为食古不化之徒。许叔微说：予读仲景书，师其法，而不执其方，是为得仲景之意。吴氏此案为小青龙去麻辛证，亦对小青龙加减化裁，量体裁衣，故能丝丝入扣也。

2. 姜佐景医案

治张明。暑天多水浴，因而致咳，诸药无效，遇寒则增剧，此为心下有水气。小青龙汤主之。

麻黄 4.5g　桂枝 4.5g　干姜 4.5g　姜半夏 9g　细辛 4.5g　五味子 4.5g　白芍 6g　甘草 3g

二诊：咳已痊愈，但觉微喘耳。宜三拗汤。

寥笙注：本案患者虽非伤寒证，然因暑天多浴水致咳，遇寒则增剧，其病理机制，亦为心下有水气的小青龙汤证，故仍以小青龙汤治之。辨证眼目在于遇寒则增剧，服诸药无效，其为心下有水气无疑。医者对病人投方，固应因时而施，然有病则病受，不能无条件为时令所拘，脱离辨证。观此案可见虽在暑月，有小青龙汤证者，仍须用小青龙汤，若轻描淡写，习用一般治咳套方，病必难除。是以医者贵在圆机活泼也。

3. 朱阜山医案

治一孩，六岁。十一月下旬，夜间随祖父戽水捕鱼，感冒风寒，咳嗽痰黏，前医投旋覆代赭石汤咳嗽陡止，声音嘶哑，涎壅痰鸣，气急鼻煽，肩息胸高，烦躁不安，大小不利。脉右伏，左弦细。乃与小青龙汤原方。

桂枝 3g　白芍 15g　仙半夏 15g　干姜 3g　北细辛 3g　炙麻黄 3g

炙甘草 3g　五味子 3g

一剂而喘平；再剂，咳爽而咯痰便利矣。

蓼笙注：本案为伤寒外寒内饮咳嗽证。时届冬月下旬，又值夜间，患孩感冒风寒，其为外寒内饮明甚。医者不详审病因，妄投补虚宣气、涤饮镇逆的旋覆代赭石汤以治咳嗽，致风寒之邪，为降逆补虚之药所遏，故症变金实不鸣、声音嘶哑、气急鼻煽、涎壅痰鸣、肺气失宣、心烦不安、大小便不利之危候。值此危急之际，一误不可再误，如不温散肺寒，化痰降逆，病何由解？乃与小青龙汤原方为治。病随药解，故一剂而喘平，再剂而咳嗽咯痰便利矣。仲景方之神效多如此。

十三、麻杏石甘汤证（2案）

1. 曹颖甫医案

治钟某。病伤寒七日，发热无汗，微恶寒，一身尽疼，咯痰不爽，肺气闭塞使然也；痰色黄，中已化热。宜麻杏石甘汤加浮萍。

寥笙注：本案为伤寒病不解，肺气壅遏化热证。患者发热无汗，微恶寒，一身尽疼，似麻黄汤证。但麻黄汤证无痰色黄、咯痰不畅等证。本案辨证关键，在于痰色黄，盖痰黄为里热之征，因里热重于表寒，故用麻杏石甘汤加味，以清里热、宣肺气。由于发热无汗，微恶寒，一身尽疼，故又加辛寒之浮萍，佐麻黄以解热，则其力更优也。太阳病桂枝证，汗后表证仍在，可再与桂枝汤；但发汗后，亦有不可更行桂枝汤者，如《伤寒论》说："发汗后，不可更行桂枝汤，汗出而喘无大热者，可与麻黄杏仁石膏甘草汤。"于此可见，本方为发汗后邪热留肺作喘治法。方用麻黄汤去桂枝加石膏而成。麻黄辛温，开泄肺气；石膏辛寒，直清里热；杏仁苦温，降气平喘；甘草甘温，甘缓和中。肺中之邪，非麻黄不能发；寒郁之热，非石膏不能清。甘草不特救肺之困，又以缓石膏之悍，使不伤胃气。四味配合，共奏宣肺清热之功。有疑有汗用麻黄、无大热用石膏者，要知麻黄发汗，合桂枝而其效更显，不合桂枝而合杏仁，则仅能治喘咳与水气；至于无大热，为表无大热，而非里无大热，汗出而喘，正是肺热甚重也。或疑汗出而喘用麻黄，岂不犯有汗不得用麻黄之忌？然果无汗而喘用石膏，又岂不犯无汗不得用石膏之忌？不知原本汗出，乃承上发汗字来，正谓既汗出，后有此喘，仍是汗出不畅，故可与无汗而喘之青龙证同一治法。本案病机，亦复如是，故于麻杏石甘汤中，更加浮萍即此意也。

2. 姜佐景医案

治一女。病发热，请诊治，与轻剂透发，次日热更甚，未见疹点，续与透发，三日病加剧。细察病者痧已发而不畅，咽喉肿痛有自腐意，喘声大作，呼吸困难不堪，咯痰不出，身热胸闷，目不能张视，烦躁不得眠。此实烂喉痧的危候，当与麻杏石甘汤略加芦根、竹茹、蝉衣、蚤休等透发清热化痰之品。服后即得安睡，痧齐发而明，喉痛渐愈，续与调理三日而愈。

蓼笙注：本案为急性传染病烂喉痧症。患者因痧子发而不畅，呼吸困难不堪，肺气之壅遏极为严重。其病理机制，与麻杏石甘汤之治汗出而喘，肺气壅遏不利，殊无二致，故用本汤加味，清热宣肺气，以救入里之热。方加芦根之甘寒，以清肺胃之热；竹茹之甘寒，以清痰热；蝉衣之咸寒，以解热镇痉；蚤休之苦寒，以清热解毒，化痰平喘。故服后痧子出齐，喉痛减轻，病得以愈。

本方凡咽喉肿痛，因于风火者，亦可使用。此外，麻疹不透，热毒内陷，迫肺喘闷者，服之可使麻疹透发于外，热解喘平。麻杏石甘汤为解表清里定喘之大辛凉剂，其清肺热、宣肺气之力非他方所及，故能应手生效。

巴蜀名医遗珍系列丛书

十四、麻黄附子细辛汤证（2案）

1.喻嘉言医案

治金鉴。春月病温，误治二旬，酿成极重死症，壮热不退，谵语无伦，皮肤枯涩，胸膛板结，舌卷唇焦，身蜷足冷，二便略通，半渴不渴，面上一团黑滞。求救于余。余曰：此证与两感伤寒无异，但两感证日传二经，三日传经已尽即死，不死者，又三日再传，一周定死矣。此春温证不传经，故虽邪气留连不退，亦必多延几日，待阳气竭绝乃死。观其阴证阳证，两下混在一起，治阳则碍阴，治阴则碍阳，与两感证之病情符合。于是以麻黄附子细辛汤两解其在表里阴阳之邪，果然皮间汗透，而热全清。再行附子泻心汤，两解其在里阴阳之邪，果然胸前柔活，人事明了，诸症俱退，次日即思粥，以后竟不需药。只此二剂而起一生于九死，快哉！

麻黄 6g　细辛 6g　熟附片 12g

廖笙注：本案为少阴两感证。患者壮热谵语，有似阳明里热，但二便略通，口不甚渴，则非阳明经腑证。而身蜷足冷，则为少阴两感，此为辨证眼目，故投以麻黄附子细辛汤微汗出而热全清。继以附子泻心汤两解其在里阴阳之邪，寒热解而胸痞愈，此先表后里之治法也。麻黄附子细辛汤，方用麻黄发太阳之汗，以解在表之寒邪；附子温少阴之里，以补命门之真阳；细辛性味温辛，专入少阴，以助其辛温发散。三者合用，虽微发汗，无损于阳，故本方为温经散寒之神剂。附子泻心汤用附子以补火回阳，大黄泻热以除热结，各制而合服之，寒热异其气，生熟异其性，药虽同行，其功各奏，攻补兼施，寒热并用，是偶方中反佐之奇法，故能药到病除。嘉言春温论，自述效如反掌，非虚言也。

2. 喻嘉言医案

治陈汝明。病痢，发热如蒸，昏沉不食，重不可言，至第三日，危急将绝，方请余诊。其脉浮大空虚，尺脉倍加洪盛。曰：此两病而凑于一时之症也。内有湿热与时令外热相会，欲成痢疾，尚不自觉，又犯房劳而为骤寒所乘，以故发热身重，不食昏沉，皆属少阴肾经外感。少阴受邪，原要下利清白，此因肠中湿热已蒸成猪肝鱼脑败浊之形，故色虽变，而下痢则同也，再用痢疾门药一剂，即刻不救矣。遂忙以麻黄附子细辛汤一剂与之，表散外邪，得汗后，热即微解；再以附子理中汤连进二剂，热退身轻能食；改用黄连理中汤为丸，服至旬日全安。

蓼笙注：本案亦为少阴两感证。阳虚人伤寒，多麻黄附子细辛汤证，一阳无蔽，故假借太阳之面目而反发热。少阴主里，病当无热，而反发热者，是为少阴之里寒，兼有太阳之表热，故名两感。患者发热如蒸，已成痢疾，为脾困阳气不伸，郁而发热，故服麻黄附子细辛汤表散外邪，汗出热微解，病始有转机；继进附子理中汤以助阳温中，热退身轻能食。方用麻黄开腠理，细辛散浮热，即以附子固元阳，则汗自出而阳不亡，寒自散而精得藏，此少阴阳虚伤寒之托里解外法。故喻氏急用以救表，并谓再用痢疾门药一剂，即刻不救矣，病情之危急，可以想见。继用附子理中汤扶助脾胃之阳，中宫之阳气舒，则燮理之功复，故诸病悉愈。至于用黄连理中丸以调理，原肠胃中有湿热，故用以清除善后也。

十五、麻黄附子甘草汤证（1案）

陆九芝述其大父医案

唐春舲盛夏畏冷，大父以麻黄 0.9g，附子 0.9g，甘草 0.3g，强服之，一服解一裘，两服而重裘皆弛矣。

寥笙注：本案属少阴两感证范围。患者盛夏衣重裘，非肾阳虚而兼外感者，其畏寒冷决不如是之甚也。其病机与《伤寒论》"少阴病，得之二三日，麻黄附子甘草汤微发汗，以二三日无里证，故微发汗也"相符合，故服之奇效。方用麻黄发太阳之表；熟附片温肾固阳；以甘草易细辛，微发其汗，甘以缓之，与辛以散之者，又大不相同矣。本案用药剂量过轻，恐难胜病，当参阅《伤寒论》原方酌定，特为录出如下，供参考：

麻黄 6g　炙甘草 6g　熟附片 3g（先煎一小时）

十六、葛根芩连汤证（2案）

1. 姜佐景医案

治李孩。疹发未畅，下利日行二十余次，舌质绛而苔白，嘴唇干，目赤，脉数，寐不安。宜葛根芩连汤加味。

葛根 18g　川黄连 3g　黄芩 6g　山药 15g　甘草 9g　花粉 18g　升麻 4.5g

李孩服上方后，下利渐稀，疹透有增无减，逐渐调理而安。又有溏泻发于疹后者，亦可推治。

寥笙注： 本案为疹发未畅，而兼下利之证。患孩麻疹下利，疹发未畅，与太阳病桂枝证，医反下之，邪陷阳明之热利病机相符。《伤寒论》说："太阳病，桂枝证，医反下之，利遂不止，脉促者，表未解也；喘而汗出者，葛根黄芩黄连汤主之。"葛根芩连汤原为太阳病邪陷阳明之解表清里方，然误下邪陷于里者十之七，而留于表者十之三，其病为表里并受之证，其方为表里两解之方。患孩服本方而愈，亦表里两解法也。方加升麻者，以其味辛、性微寒，葛根得之，透疹解表之力更强也；加花粉者，以其性寒、味酸甘，生津润燥也；加山药者，以其味甘、性微温，甘淡养脾益气，以防芩连苦寒伤胃也。

2. 姜佐景医案

治孙孩。满舌生疮，环唇纹裂，不能吮乳，饮则痛哭，身热尿少，脉洪而数，常烦躁不安，大便自可。拟葛根芩连汤加味。

葛根 12g　黄芩 4.5g　黄连 3g　甘草 9g　灯心 1g　芦根 30g

寥笙注： 本案系小儿口疮症。患孩满舌生疮，环唇纹裂，身热尿少，烦躁不安，脉洪而数，此为阳明阳邪成实之证。阳明之有葛根芩连汤，犹太阳之有大青龙、少阳之有小柴胡。太阳以麻、桂解表，石膏清里；少阳以柴胡解表，黄芩清里；阳明则以葛根解表，芩、连清里。芩连之苦，不独可升可降，且合苦以坚之之义，坚毛窍可以止汗，坚肠胃可以止利。所以，此汤又治下利不止之症。故凡属阳明病之里热腹泻症，风火上炎之目赤症，均可用以施治。本方加灯心者，以其性微寒、味甘淡，能清热利尿也；加芦根者，以其味甘性寒，善清胃热也。故病孩口疮服之而愈。

十七、小柴胡汤证（3案）

1. 齐秉慧医案

治一妇人。寒热闲作，口苦咽干，头痛两侧，默不饮食，眼中时见红影动，其家以为雷号，来请诊。齐曰：非也。乃少阳胆热溢于肝经，目为肝窍，热乘肝胆，而眼昏花耳。用小柴胡汤和解少阳，加当归、香附宣通血分，羚羊角泻肝热而清眼目。不数剂而愈。

柴胡 12g　黄芩 9g　法夏 9g　党参 12g　生姜 9g　甘草 3g　大枣 6g　当归 9g　香附 9g　羚羊角末 1g（冲服）

寥笙注： 本案为少阳小柴胡汤证，故用小柴胡加味以和解之。患者寒热间作，即往来寒热也；头痛两侧，即少阳头角痛也；眼中时见红影动，即目眩也。柴胡证具，故投以小柴胡汤加味，不数剂而愈。

少阳属半表半里热证，其病理机制为木火上炎，热迫空窍，故口苦，咽干，目眩；正邪相争，则往来寒热；邪郁胸中，热伤胃气，故默默不欲饮食；木火相通，胆喜犯胃，故心烦喜呕。少阳为枢，小柴胡升清降浊，通调经府，和其表里，以转机枢，故为少阳之主方，独得柴胡证之名。柴胡味苦性微寒，疏肝解热，使半表之邪得以外宣；黄芩苦寒清火，使半里之邪得从内彻；半夏辛温，豁痰饮，降里气之逆；人参味甘平，补内虚，助生发之气；甘草甘平，佐柴、芩调和内外；姜、枣助参、夏，通达营卫，相须相济，使邪不内向而外解。少阳病有三禁：发汗则谵语，吐、下则悸而惊，唯和解表里为治少阳病之要诀。本方加当归之辛温以养血；香附之辛平以理气，香附为气中之血药，合当归更能宣通血分；羚羊角味咸性寒，功能平肝息风，治疗肝火升扰，善清眼目，合小柴胡服之，效更捷也。

2. 齐秉慧医案

治其女，六岁。寒热往来，每于梦中惊叫而醒，爬人身上，且哭且怕，至十余夜，不能瞑目，将合眼，就大叫大哭。齐诊之曰：此胆虚热乘。用小柴胡汤去黄芩，加白茯苓、远志宁心安神，竹茹开郁，真琥珀定惊，一剂而愈。

寥笙注：本案亦属小柴胡汤症。患孩寒热往来，为得少阳病之主症；因无口苦咽干，故去苦寒之黄芩；因有惊恐，神志不宁，故加白茯苓，以宁心安神；竹茹味甘性微寒，清热开郁；远志辛温，豁痰利气，安神散郁；琥珀味甘性平，镇惊安神。凡用古方，必须活用，证有出入，则方须加减，挨方治活病，多见其不当也，读此案务宜着眼其加减化裁之妙用。

3. 孙兆医案

治一人。伤寒五六日，头汗出，自颈以下无汗，手足冷，心下痞闷，大便秘，脉沉紧。或者以为阴结。孙曰：此仲景所谓半在表，半在里。脉虽沉紧，不得为少阴病也。投以小柴胡汤而愈。盖四肢冷，脉沉紧，似乎少阴。然少阴多自利，不当大便硬。况头者三阳同聚，若三阴经则至胸而还。今有头汗出，似乎阳虚，故曰汗出为阳微。然少阴额上冷汗，则为阴毒矣，故曰阴不得有汗。今头汗出，知非少阴也。与小柴胡汤，设不了了者，得屎而解。仲景虽不立方，可知其为大柴胡汤矣。此亦阳证似阴之一种也。

寥笙注：本案为阳郁半表半里、少阳枢机不利之阳证结证。患者头汗出，为表证；心下痞闷，大便秘为里证；手足冷为少阳与少阴疑似证。此案辨证要点：纯阴结，不得复有外证；少阴病，无头汗出，故为阳证结，为半在里半在表也。孙氏对此证与阴结对比分析，辨证精确，故投以小柴胡汤转输少阳枢机而愈。此种证，非平素精研《伤寒论》者，极难辨识，论治则更无从措手矣。

巴蜀名医遗珍系列丛书

十八、大柴胡汤证（3案）

1. 许叔微医案

治一人。病伤寒，心烦喜呕，往来寒热，医以小柴胡与之，不除。许曰：脉洪大而实，热结在里，小柴胡安能去之？仲景云：伤寒十余日，热结在里，复往来寒热者，与大柴胡汤。三服而病除。

柴胡 12g　黄芩 9g　白芍 9g　法夏 9g　生姜 12g　枳实 6g　大枣 3g　大黄 6g

寥笙注：本案为大柴胡证。患者心烦喜呕，往来寒热，诚为小柴胡汤证。但小柴胡证脉浮弦，今脉洪大而实，为热结在里，此邪实而正未伤，半表半里之偏于里热证者。前医辨证而未辨脉，贸然与小柴胡汤，故病不除。本证必须和而兼下，方为对证；只和不下，所以无效。大柴胡汤为小柴胡去人参、甘草，合小承气去厚朴加芍药，功能和解少阳，兼通里实。少阳证忌下，然兼阳明又不得不下，此时大柴胡汤实为的对方剂。方用生姜佐柴胡以解表；热结在里，故去人参、甘草之补益，加枳实之苦寒、芍药之酸寒以舒急也；大黄苦寒，有荡涤蕴热之功，为伤寒之要药，故以为使也。许氏脉证合参，确辨为大柴胡证，故与大柴胡汤三服而病愈。许氏治验，与时医相较，胜过多矣。

2. 王肯堂医案

治余云衢。向来形体壮实，饮啖兼人。忽于六月患热病，肢体不甚热，而闲扬手掷足，如躁扰状；昏愦不知人事，时发一二语不了了，而非谵也；脉微细欲绝。有谓系阴证宜温者，有谓当下者，皆取决于王。

王曰：若阳病见阴脉，在法为不治。然素禀如此，又值酷暑外烁，酒炙内炎，宜狂热如焚，脉洪数有力，而此何为者，岂热气怫郁不得伸而然耶？且不大便七日矣，姑以大柴胡汤下之。时大黄止用二钱，又熟煎，而太医王雷安力争以为太少。王曰：如此脉症，岂宜峻下，待其不应，加重可也。及服药，大便即行，脉已出，手足温矣。继以黄连解毒汤，数服而平。此即刘河间《伤寒直格》所谓蓄热内甚，而脉道不利，反致脉沉细欲绝者，通宜解毒合承气汤下之。俗医不知，认为阴寒，多致危殆者是也。

寥笙注：本案属大柴胡汤证。患者素禀壮实，酷暑病热，而脉微细欲绝，脉症不合，最难辨识。王氏学识渊博，经验丰富，观其脉证，大不相侔，再三思之，始悟病为热气怫郁不得伸舒所致。且不大便七日，病之症结在里，极为显然。疑团冰释，明若观火，于是以大柴胡汤和其表而通其里，表里两解，得大便下，而脉出、足温，蓄热清而病愈。本案阳症阴脉，最为惑人，关键在于辨清疑似，明确病源，施治庶不致误，否则盲人瞎马，鲜有不偾事者！

3. 傅爱川医案

治一人。脉弦细而沉，天明时发寒热，至晚两腿出汗，手心热甚，胸满拘急，大便实而能食。似劳怯，询之因怒而得，用大柴胡汤。但胸背拘急不能除，后用二陈汤加羌活、防风、红花、黄芩煎服愈。

柴胡 12g　黄芩 9g　白芍 9g　法夏 9g　生姜 12g　枳实 6g　大枣 3g　大黄 6g

寥笙注：本案非伤寒所致，病因怒而得，症状与大柴胡证之寒热往来、胸满拘急、不大便相符，故以大柴胡汤两解表里之邪。患者天明时发寒热，为少阳表邪未解；已见里实不大便，为兼有里证，故以小柴胡去人参、甘草，恐其缓中恋邪；用枳实之苦寒，以行气破急；又以大黄之苦寒，泻下热积；白芍酸寒以滋肝，肝荣而郁郁微烦可解，是以大柴胡汤为解表攻里之温清合剂。仲景伤寒方，不独治伤寒，只要脉证相符，亦可通治杂病。本案患者因怒致病，其病机无异，故服之而愈。至于药后胸背拘急不能除，此系风湿所致，故以二陈汤加羌活、防风之辛温以祛风，红花之辛温以通经活血，黄芩之苦寒以清热除湿。病有缓急，故治分先后也。

十九、柴胡加龙骨牡蛎汤证（1案）

张意田医案

治一人。三月间，发热，胸闷不食，大便不通，小便不利，身重汗少，心悸而惊。与疏散消食药，症不减，更加谵语叫喊。脉弦缓，乃时行外感。值少阳司天之令，少阳症虽少，其机显然。脉弦、发热者，少阳木象也；胸闷不食者，逆于少阳之枢分也；少阳循身之侧，枢机不利，则身重不能转侧；三焦失职，则小便不利；津液不下，则大便不通。此证宜以伤寒例，八九日下之，胸满烦惊，小便不利，谵语，一身尽重，不能转侧者，柴胡加龙骨牡蛎汤主之。果愈。

柴胡 12g　龙骨 6g　煅牡蛎 6g　黄芩 6g　法夏 9g　生姜 6g　人参 6g　桂枝 6g　茯苓 6g　大黄 6g　大枣 3g　铅丹 3g

蓼笙注：本案非伤寒误下，而为时行外感证。因误用消导药，正气虚耗入里，而复外扰三阳，以致阴阳错杂；浊邪填胸，神明内乱，治节不行，故呈现错综之证。患者病机与柴胡龙骨牡蛎汤致病机理无异，故投之果愈。本案病情分析，张氏引证极为详尽，兹不再赘。方用柴胡、桂枝解未尽之表邪而除身重。龙骨性味甘平，镇静安神；牡蛎性味咸寒，益阴潜阳，共止烦惊。半夏、大黄和胃气止谵语，茯苓利小便；人参、生姜、大枣益气养营，扶正以祛邪。至于铅丹，性微寒，成无己说：仲景柴胡龙骨牡蛎汤中用铅丹，乃收敛神气以镇惊也。此药近人未用。本病错综复杂，故药亦攻补错杂，扶正祛邪兼施，真神化莫测之剂也。尤妙在大黄与人参同用，自能去里热而不伤正；人参得大黄，自能充益正气而不留邪。仲景制方用药之妙，叹观止矣。

二十、柴胡桂枝汤证（1案）

江篁南医案

治一人。年三十余，病发热，医用药汗之，不效；又投五积散，其热益甚，兼汗多、足冷。江诊其脉，告曰：此内伤外感也。用参、芪、归、术以补里，防风、羌活以解其表，加山楂以消导之。一服，病减半。所以知其人已病者，六脉皆洪大搏指，气口大于人迎一倍也。既而更医，热复作，且头疼口干，鼻衄，谵语，昏睡。江曰：此汗多亡阳也。投柴胡桂枝汤，和其营卫。诸症减半，唯口干不除，乃以麦冬、生地、陈皮、甘草、茯苓、人参、柴胡、白芍、葛根、五味子、黄芩一服。食进，诸症皆除。所以知之者，诊其脉两手皆洪盛，按之勃勃然也。

柴胡 12g　黄芩 6g　法半夏 6g　人参 6g　炙甘草 3g　桂枝 6g　白芍 6g　生姜 6g　大枣 3g

寥笙注：本案为劳倦虚弱人外感证。患者病虽不甚重，但情况比较复杂。前医用汗药，又投五积散，致热甚，汗多，足冷。江氏用参、芪、归、术以补里，防风、羌活之辛温以解表，加山楂之酸温以化食滞，服之病减其半。既而更医以后，热复作，头疼口干，谵语昏睡。江氏曰："此汗多亡阳也。"此所谓亡阳者，乃自汗出，卫气虚，伤卫分之阳也。故投柴胡桂枝汤调和营卫，诸症又减半。柴胡桂枝汤乃小柴胡汤与桂枝汤并为一方，以桂枝汤解外，以柴胡汤转输少阳枢机，为表里两解之温清合剂。本案患者病情夹杂，处方用药，比较曲折。柴胡桂枝汤仅为更医后，热复作、汗出多之治法，为太少两阳合病，和解少阳、发散太阳之一法耳。最后口干不除，此为气律两伤，故以生脉散合小柴胡加减以善其后。全案治疗过程，必须联系前后处方，首尾贯通，才能窥其全貌。

二十一、栀子豉汤证（2案）

1.江应宿医案

治蕲相庄。患伤寒，十余日，身热无汗，怫郁不得卧，非躁非烦，非寒非痛，时发一声，如叹息之状。医者不知何症，迎予诊视。曰：懊憹怫郁症也。投以栀子豉汤一剂，十减二三；再以大柴胡汤，下燥屎，怫郁除而安卧，调理数日而起。

栀子 9g　淡豆豉 9g

寥笙注：本案为邪热乘虚客于胸中之懊憹症。患者身热无汗，怫郁不得卧，前医无知，不识病情，罔知所措。江氏辨为栀子豉汤证，一剂而病减。栀子豉汤，功能泄热除烦，故主之。栀子味苦性寒，苦能泄热，寒能胜热，热邪得泄，不致留扰胸膈，豆豉味苦性寒，由黑大豆制成，轻浮上行，功能化浊为清，宣透解郁，又能敷布胃气，对余热留扰胸膈所致之懊憹，确有良效。本案患者未经发汗、吐下，但细审其怫郁懊憹情况，其病机与栀子豉汤症无殊。栀子豉汤原为汗、吐、下后，余邪未尽，壅滞胸膈，烦扰不宁，为泄热除烦之辛凉清剂。但临床实践证明，无论汗、吐、下前，或汗、吐、下后，只要是因热邪烦扰所致之虚烦懊憹证，皆可用之。继以大柴胡汤下其燥屎，怫郁除而安卧，病得以愈，此治法之有序也。今人以一方治多病，往往无功者，未明病变之主次故也。

2.叶天士医案

治张五。切脉小弦，纳谷脘中噎梗，自述平素恺郁强饮。则知木火犯土，胃气不得下行，议苦辛泄降法。

栀子　淡豆豉　姜汁炒黄连　郁金　竹茹　半夏　丹皮

寥笙注：本案为噎膈证。患者脉弦、脘阻，为肝强侮土之证；又知其平素饮酒，则偏热可知，故用栀子、黄连苦泄肝木；生姜、半夏辛散结气；豆豉苦寒、竹茹微寒，化浊和胃；丹皮苦寒和血；郁金辛寒，解郁舒肝。肝平胃和之后，脘中之哽噎自除。本案用栀豉汤加味化裁，为推广伤寒方通治杂病之范例，故栀豉汤用治噎膈亦甚效。凡读古人方，均应领会其精神实质，方是挨的，贵在人之活用耳。

巴蜀名医遗珍系列丛书

二十二、栀子柏皮汤证（1案）

叶天士医案

治一人。脉沉；湿热在里，郁蒸发黄，中痞恶心，便结，溺赤，三焦病也。苦辛寒主之。

杏仁　生石膏　法夏　生姜汁　山栀子　黄柏　枳实

寥笙注：本案为湿热郁蒸发黄证。患者脉沉，湿热在里，郁蒸发黄，病机与《伤寒论》说"伤寒身黄，发热，栀子柏皮汤主之"是相符的，故用栀子柏皮汤加味。原方：栀子9g，黄柏6g，炙甘草3g。栀子苦寒以泻三焦之火，通利小便，治心烦懊恼，郁热结气；黄柏苦寒，清热除湿；甘草和胃保脾，缓栀、柏苦寒之性。三味成方，为清热利湿之剂，使邪从小便而去，湿去热清，而黄自退。叶氏本案用药，亦遵此方加味化裁。因恶心，故加生姜汁、半夏以和胃降逆；因中痞便结，加枳实之苦寒、杏仁之苦温，以泻痞宣肺；更妙在用石膏独清阳明无形之热，与栀、柏配伍，尤擅清热利湿之长；因中痞恶心，故去满中之甘草。加减进退，丝丝入扣，无一味虚设之药，真不愧一代名家。

二十三、白虎汤证（2案）

1. 李士材医案

治吴光禄。患伤寒，头痛腹胀，身重不能转侧，口内不和，语言谵妄。有云表里俱有邪，宜大柴胡汤下之。李曰：此三阳合病也。误下之，决不可救。乃以白虎汤连进两服，诸症渐减。更加麦冬、花粉，两剂而安。

炒知母 18g　生石膏 60g　甘草 6g　粳米 12g

寥笙注：本案为三阳合病，阳明经热偏重证。《伤寒论》说："三阳合病，腹满身重，难以转侧，口不仁，面垢，谵语，遗尿。发汗则谵语，下之则额上生汗，手足逆冷。若自汗出者，白虎汤主之。"患者头痛似太阳经病；身重不能转侧，似少阳经病；语言谵妄，为阳明经病，故曰三阳合病。但病为阳明经热偏重，未入于府，里无燥屎，故不可下；而又里热炽其，虽略兼太少表症，复不可汗，汗则津液更伤，邪热益炽，谵妄更甚；如误下，则阴从下亡，阳无所附而上越，则必发生头汗、肢冷等变证。众医未能见病知源，笼统认为有表里症，欲以大柴胡汤下之，是知其一而不知其二，皮相之论也。李氏辨证精确，一语破的，曰此三阳合病也，误下之，决不可救，以白虎汤连进两服而病减。方用知母为君，性味苦寒，解热生津；石膏辛寒为臣，清热泻火，解渴除烦；甘草、粳米之甘平，以和胃气。继进原方两剂，又加花粉之甘寒，以生津止渴；麦冬之甘寒，以滋阴润燥，则白虎之力更强，故病即平安。

2. 缪仲醇医案

治章衡阳。患热病，头痛壮热，渴甚且呕，鼻子燥，不得眠，其脉洪大而实。一医曰：阳明证也，当用葛根汤。仲醇曰：阳明之药，表剂有二：一为葛根汤，一为白虎汤。不呕吐而解表，用葛根汤；今吐甚，是阳明之气逆升也，葛根升散，用之非宜。乃与大剂白虎汤加麦冬、竹叶。医骇药太重。仲醇曰：虏荆非六十万人不可，李信二十万则奔还矣。别后进药，天明遂瘥。

寥笙注：本案属阳明经热证。患者烦渴，脉洪大而实，壮热呕吐，虽有头痛，非葛根汤之辛温发汗所宜。经热已炽，表里俱病，而以里热为重，故用白虎汤以清热保津。加竹叶者，以其性味甘寒，佐石膏以清烦热也；加麦冬者，甘寒能生津润燥也。白虎得之，则威力益大，故服药天明遂瘥，可谓药到病除，不烦再剂也。

白虎汤专治阳明内蒸之热，非治阳明外见之热，表热虽甚而未成里热者，便不是石膏证，故吴鞠通有五不可与之戒，而张锡纯又明辨有应忌与不应忌者。吴氏曰：一、脉浮弦而细者，不可与也。二、脉沉者，不可与也。三、不渴者，不可与也。张氏说：用白虎汤定例，渴者加人参，不渴者即服白虎汤。吴氏以不渴者不可与，是题与经旨相背矣。且遵吴氏之言，其人若渴即可与白虎汤，亦无事加参矣，不又显与渴者加人参之经旨相背乎？四、汗不出者，不可与也。张氏说：白虎汤三见于《伤寒论》，阳明篇所主之三阳合病有汗，太阳篇所主之病及厥阴篇所主之病皆未见有汗也。据吴氏定例而论，必其人有汗，而兼渴者，始可用白虎汤，然阳明实热之证，渴而兼汗出者，为数甚少，是白虎汤将置于无用之地矣。五、脉浮表不解者，不可与也。仲景每用一方，必言一方之禁者，欲得一方之利，必绝一方之弊也。附录吴张二氏之言，对于应用白虎汤可供参考。

二十四、白虎加人参汤证（6案）

1. 许叔微医案

治一人。病伤寒，初呕吐，俄为医下之，已八九日，而内外发热。许诊之曰：当用白虎加人参汤。或曰：既吐复下，宜重虚矣。白虎可用乎？许曰：仲景云："若吐下后，七八日不解，热结在里，表里俱热者，白虎加人参汤主之。"盖始吐者，热在胃脘。今脉洪滑，口大渴，欲饮水，舌干燥而烦，非白虎加人参不可也。

寥笙注：本案热结在里，表里俱热，为太阳阳明并病。《伤寒论》说："伤寒若吐、若下后，七八日不解，热结在里，表里俱热，时时恶风，大渴，舌上干燥而烦，欲饮水数升者，白虎加人参汤主之。"患者病变机理与此条若合符节，故许氏引以为证。因热甚而津液大伤，急当救里以存津液，直用白虎加人参汤，不与再加减，故投之即愈。许氏精研《伤寒》，最善用伤寒方，所有治验，无不百发百中，故辨证论治，果断过人。

2. 缪仲醇医案

治翁具茨。感冒壮热，舌生黑苔，烦渴，势甚剧，诸昆仲环视挥泪，群医束手。缪以大剂白虎加人参9g，一剂立苏。或曰：缪治伤寒有秘方乎！缪曰：熟读仲景书，即秘方也。

炒知母18g　生石膏45g　炙甘草6g　人参6g　粳米18g

寥笙注：本案为病邪入里，阳明燥热伤津证。患者壮热烦渴，舌生黑苔，为阳明实热，津液耗伤之证，病势危殆，如鲋鱼困渴泽，故急以白虎加人参汤清热救津，对病真方，一剂立苏。方用石膏之辛甘大寒，直清肺胃之热为君；而以知母之苦寒，佐之以滋水；人参、甘草、粳米之甘，以救津液之虚，抑以制石膏之悍也。本方为清阳明燥热之方，因大汗出后，津液大伤，所以加人参以生津，补益阴气。人以为缪氏治伤寒有秘方，此为不知内情者之言，故缪氏曰：熟读仲景书，即秘方也。此语真实不虚，凡为大医者，无方不可对人言也，何秘之可言耶？要在熟读仲景书，弄懂、弄通《伤寒论》，精于辨证施治，此即秘方也。

3. 肖琢如医案

治李懿娟，女，年甫十二岁。夏历正月初间，得春温症，先是进服表散温燥等方，大热，大渴，大汗。延诊时，见其热甚异常，脉浮大而芤，身无汗，舌无苔、鲜红多芒刺，心烦不寐，米饮不入，症殊险恶。此症因误表而大热、大渴、大汗，现身无汗，则是阳明津液被灼告竭，不能濡润皮肤；脉芤心烦，舌无苔而鲜红多芒刺，则病邪已由卫而累及营矣。即书白虎汤去粳米加西洋参、玉竹、沙参、花粉、生地、麦冬六剂，一日夜尽三剂，又守原方服二日，各症始愈七八；嗣后减轻分量，再进甘寒养阴药饵，不犯一毫温燥，计三十余剂，恙始悉捐。如云之鬓发，手一抹而盈握，浅者亦纷纷堕；皮肤飞削如蛇蜕然，驯至手足爪甲，亦次第脱尽，久而复生。可见温病误表，真杀人不用刀也。

廖笙注：本案为误下之风温证。患者初病春温，医者不识，误认为外感寒邪，投以表散温燥之剂，误汗伤津，病变险恶。由于误治，病由卫分入于营分，故用白虎加人参汤加味，以救津液，此急救法也。温病为广义的伤寒之一，狭义的伤寒，为感受外寒所引起，温病则为感受温热病毒而发生，二者病因截然不同，见症亦寒热迥异。伤寒初起，发热，恶寒，无汗，头痛，身疼，宜麻黄汤辛温发汗；温病发热而渴，不恶寒，反恶热，内伏热邪，则切忌辛温表散。寒为阴邪易伤阳，故治伤寒以护阳为主；温为阳邪易伤阴，故治温病以保阴为急。本案遣方用药，极为对证，白虎汤去粳米，加西洋参之甘凉，以养胃生津；玉竹之甘平，以滋阴润肺；沙参之甘寒，以润肺养胃；花粉之甘寒，以生津润燥；生地之甘寒，滋阴清热；麦冬之甘寒，生津润肺。连进二日，各症即愈十之七八，此白虎人参汤加味之力也。患者得养阴救津之剂，病退不过数日，而全身之恢复，历时计一月之久，于此可见扶阳容易养阴难，实为临证阅历之言，非臆说也。

4. 汪希说医案

治一人。形色苍黑，暑月客游舟回，患呕哕，颠倒不得眠，粒米不入，六日矣。脉沉细虚豁，诸医杂投藿香、柴、苓等药不效，危殆。汪曰：此中暑也。进人参白虎汤，人参 15g。服下呕哕即止，鼾睡至五鼓方醒，索粥。连进二三服，乃减参稍轻，调理数剂而愈。

寥笙注：本案为暑热炽盛而致之热霍乱症。患者暑月病呕哕，粒米不入，颠倒不得眠，脉象沉细虚豁，此为暑热挥霍缭乱于中，故脉症如此。暑病发于阳明，辨证为中暑，故进白虎加人参汤而愈。

5. 汪石山医案

治一人，年三十余，形瘦弱。忽病上吐下泻，水浆不入口者七日，自分死矣。汪诊脉八至而数，曰：交夏而得是脉，暑邪深入也；吐泻不纳水谷，邪气自甚也。宜以暑治，遂以人参白虎汤进半杯；良久，复进一杯，觉稍安；三服后，减去石膏，以人参渐次加至四五钱，黄柏、陈皮、麦冬等随所兼病而佐使。一月后平复。

寥笙注： 本案亦属暑火炽盛而致之热霍乱症，故亦谓之暑病。患者大吐、大泻，水浆不入口者七日，劫夺津液，气阴大伤，故以石膏、知母大清暑热，甘草粳米养胃和中，人参补益阴气。上案及本案均着重用人参，渐次加多，于此可见暑热伤气、伤津之甚，恢复之不易也。如津气损伤不甚，可斟酌少用，或重用太子参代之可也。

6. 江应宿医案

治其岳母，年六十余。六月中旬，劳倦中暑，身热如火，口渴饮冷，头痛如破，脉虚豁、二三至一止。投人参白虎汤，日进三服，渴止，热退。头痛用萝卜汁吹入鼻中良愈。

寥笙注： 本案属伤暑证。患者于六月中旬，因劳倦中暑，身热如火，口渴饮冷，脉象虚豁，此为中暑特征。暑热伤气，发自阳明，故投白虎加人参汤而愈。

二十五、竹叶石膏汤证（1案）

缪仲醇医案

治章衡阳。热病，病在阳明，头痛壮热，渴甚且呕，鼻燥不得眠，其脉洪大而实。仲醇故问医师曰：阳明证也？曰：然。问投何药？曰：葛根汤。仲醇曰：非也。曰：葛根汤非阳明经药乎？曰：阳明之表剂有二：一为白虎，一为葛根汤。不呕吐而解表，用葛根汤。今吐甚，是阳明之气逆也，葛根外散，故用之不宜，宜白虎加麦冬、竹叶，名竹叶石膏汤。石膏辛能解肌镇坠，下胃家痰热，肌解热散则不呕，而烦躁壮热皆解矣。遂用大剂与之。又嘱曰：此时投药，五鼓瘥；天明投，朝餐瘥。已而果然。

寥笙注：本案为火邪太甚，正尚未虚，此伤寒表邪失于汗解，初传阳明，寒邪化火之证。患者脉来洪大而实，非病后余热未清，气液两伤之候。《伤寒论》说："伤寒解后，虚羸少气，气逆欲吐，竹叶石膏汤主之。"原方竹叶石膏汤，用竹叶、石膏除烦清热，故以名汤。方用人参、甘草，益气生津；麦冬、粳米滋养胃液；尤妙在半夏一味，和中降逆，以调补药之滞。病后虚热，非实火可比，故去知母之苦寒，意在育阴，不在泻火。本案用竹叶石膏汤加减，以火热太甚，所以不用原方之人参、甘草，仍取白虎汤中之知母苦寒，以泻火生津；不用半夏者，虑其燥也。是用古法而不泥古方，斯为善用古方者。仲醇曾用白虎汤加麦冬、竹叶治章衡阳患阳明经热证，与此案大同小异，一以白虎汤加麦冬、竹叶，一以竹叶石膏汤加减，名竹叶石膏汤，而又非伤寒原方之竹叶石膏汤，此不可不辨。历代医家，注《伤寒论》者多，真能用伤寒方以治伤寒病者，数之可数。缪氏此案用竹叶石膏汤化裁，以治阳明经寒邪化火之证，故录之。

二十六、调胃承气汤证（2案）

1. 郭雍医案

治一人，盛年恃健不善养，过饮冷酒食肉，兼感冒，初病即身凉自利，手足厥逆，额上冷汗不止，遍身痛，呻吟不已，僵卧不能转侧，却不昏愦，亦不恍惚。郭曰：病人甚静，并不昏妄，其自汗、自利、四肢逆冷，身重不能起，身痛如被杖，皆为阴症无疑。令服四逆汤，灸关元穴及三阴交，未应；加服丸炼金液丹，利、厥、汗皆少。若药、艾稍缓，则诸症复出。如此进退者凡三日夜，阳气虽复，症复如太阳病，未敢服药，静以待汗。二三日复大烦躁，次则谵语斑出，热甚，无可奈何，乃与调胃承气汤。得利，大汗而解。阴阳反复有如此者。

酒洗大黄 9g　芒硝 9g　炙甘草 6g

寥笙注： 本案初为阴证，继由阴转阳，而为阳明里实热证。患者初为阴证，故自利、厥逆、额上冷汗不止，一派少阴症状。经服四逆汤、金液丹温阳剂，及艾灸之后，利、厥、汗方少止。继由阴出阳，斑出谵语，壮热烦渴，阳明证具，故以调胃承气汤下之而愈。

伤寒为大病，变化莫测，其传变视人身正气之盛衰、邪气之强弱，以及正邪相互之间的消长关系为转移。由阴出阳者有之；由阳入阴者有之；阴出于阳于病为退，阳入于阴于病为进，阴阳胜复，其机至微。仲景论伤寒，极变迁之能事，故伤寒学说，为变之医学，如不明变，不可以读《伤寒论》。此案初为阴证，既转阳证，如不知变，则去生远矣。要知阳明一经，既为三阴之表以御邪，又为三阴之里以逐邪，阳明之关系三阴重矣。

巴蜀名医遗珍系列丛书

2. 某医医案

治一人，病延四十余日，大便不通，口燥渴，此即阳明主中土，无所复传之明证。前日经用泻叶后，大便先硬后溏，稍稍安睡，此即病之转机。下后腹中尚痛，余滞未清，脉仍滑数，宜调胃承气汤小和之。

酒洗大黄 9g　芒硝 9g　炙甘草 6g

蓼笙注：本案为阳明燥实内结证。患者病延四十余日之久，大便不通，口燥渴，泻叶下之未尽，余滞犹存，腹仍痛，脉滑数，故以调胃承气汤缓下而愈。方用大黄之苦寒，以荡涤积热；芒硝之咸寒，以解结热，二味合用，攻热散结之力俱备。更佐甘草之甘平，以调和胃气，胃调则诸气皆顺，故以承气名之。

二十七、小承气汤证（4案）

1. 李士材医案

治一人，伤寒至五日，下利不止，懊怓目张，诸药不效，有以山药、茯苓与之，虑其泻脱也。李诊之曰：六脉沉数，按其脐则痛，此协热自利，中有结粪，小承气倍大黄服之。果下粪数枚，利止，懊怓亦愈。

酒洗大黄12g　厚朴9g　炒枳实6g

寥笙注：本案为热结旁流，内有结粪（燥屎）之小承气汤证。患者下利不止，最易迷惑医者眼目。要知热结旁流，燥屎不去，则下利不止，非"通因通用"不足以止利，故服小承气汤，燥屎下，利即止，热去烦除，懊怓亦愈，治病求本，即此之谓也。前医昧于辨证，认实作虚，反其道而行，以山药、茯苓甘淡补脾，所以不效。李氏诊得六脉沉数，沉为在里，数则为热；按其脐则痛，中有结粪，此热结里实阳明症，与中焦虚寒下利，大相径庭。脉症合参，辨证精确，故投剂立效。方用小承气汤微和胃气，勿令大泻下，名之曰小者，味少力缓，制小其服耳。大黄苦寒通地道，以润肠和胃；枳实苦寒，以消痞实；厚朴苦温除胀满，共奏和胃润肠，勿令大泻下之功。

2. 许叔微医案

治一人，病伤寒，大便不利，日晡潮热，两手撮空，直视喘急，更数医矣。许曰：此诚恶候，见之者九死一生，仲景虽有症而无治法。况已经吐、下，难于用药，勉强救之，若得大便通而脉弦则可生。乃与小承气汤一剂。大便利，诸疾渐退，脉且微弦，半月愈。或问曰：下之而脉弦者生，此何谓也？许曰：仲景云："寻衣妄撮，怵惕不安，微喘直视，脉弦者生、涩者死。微者但发热谵语者，大承气汤主之。"予观钱氏《直诀》说："手循衣领及捻物者，肝热也。"此症在仲景列于阳明部，盖阳明者胃也。肝有热邪，淫于胃经，故以承气汤泻之，且得弦脉，则肝平而胃不受克，所以有生之理也。

蓼笙注：本案为阳明腑实，经汗、吐、下后，邪实正虚，精神失守，波及厥少二阴之危证。伤寒病，阳胜而阴绝者死，阴胜而阳绝者亦死；热剧者为阳胜，脉弦为阴有余，涩为营血衰竭。阳热虽剧，脉弦为阴精未绝，而犹可生；脉涩则阴竭，故不治。本案许氏谓为恶候，九死一生，仲景未出方，实难于用药，勉拟小承气汤服之，得大便利，脉且微弦，诸疾渐退，半月而愈。此种治法，为背水一战，脉弦者生、涩者死，视其人之阴精如何耳。许氏治验，可补《伤寒》有论无方之不足。《伤寒论》说："伤寒若吐、若下后不解，不大便五六日，上至十余日，日晡所发潮热，不恶寒，独语如见鬼状。若剧者，发则不识人，循衣摸床，惕而不安，微喘直视，脉弦者生、涩者死；微者，但发热谵语者，大承气汤主之。若一服利，则止后服。"此案为临床实践之创获，可以羽翼《伤寒》，堪称仲景功医。

3. 张意田医案

治董友之母，年将七旬。病已八日，脉亦软缓而迟滞，发热日晡益甚，舌苔黄厚，大便不行，畏寒呃逆。阅诸方咸以老年正气虚，用丁香柿蒂散与补阴之剂。夫脉来迟滞，畏寒，阳邪入里也；舌苔黄厚，日晡热甚，阳明实也。此乃表邪未解，而陷里之热急，致气机逆塞而发呃，法当下之，毋以高年为虑也。与小承气汤，服后大便转屎气，兼有心烦不宁之象，与一剂，临晚下黑屎数枚，二更战慄壮热，四更大汗，天明又便黑屎，然后呃止、神清而睡。此实呃之证也，宜审之。

寥笙注：本案为阳明里实热证。患者脉来迟缓而弱，畏寒呃逆，如此脉症，最易迷惑医人。故前医误认为胃寒呃逆，而用丁香柿蒂散与补阴之剂，所以治之罔效。而不知发热日晡益甚，大便不行，舌苔黄厚，为阳明里实热证。张氏辨证精辟，谓脉迟滞、畏寒之呃逆。实非胃寒，而为阳邪入里，故舌苔黄燥，乃表邪未解，而陷里之热急，致气机逆塞而呃逆。温胃滋阴，均为误治，法宜下夺，故与小承气汤，下黑屎、战汗出而呃止病愈。读此案益知见病必须探源，治求其本。若见病治病，唯以抄袭套方为能事，不能解决实际问题。

4. 黄锦芳医案

治一人。四肢厥逆，怦怦恶寒，肌冷如冰。黄视面虽惨淡，而内实烦满，脉虽沉伏，而肝脉有力，此热厥也。

黄芩 3g　黄连 1.5g　柴胡 3g　枳壳 3g　厚朴 3g　大黄 6g　乌梅 1个　青皮 1.5g　槟榔 3g　细辛 1g

寥笙注：本案属厥阴之厥深热深腑实证。患者外似假寒而内蕴真热，故脉沉伏有力，烦满内实，可下之症也，故用小承气汤加味。大黄、厚朴、枳壳以泻内实；黄连、黄芩以除烦满；病属厥阴肝经，故加柴胡之苦平、青皮苦温以疏泄肝气，佐乌梅以敛肝阴，又恐乌梅之敛而不伸也，复佐细辛以通阳，遣方用药，可谓丝丝入扣。唯本方药味用量较轻，临诊时宜视患者体质之强弱，病情之轻重，灵活掌握，辨证用药，幸无以此方之剂量为准则，斯可矣。本方服后，原案谓厥回，通身大热，改用平药而愈。小承气汤为阳明病方，今厥阴烦满内实，故仍用此汤下之，随证遣方，此为仲景心法。

巴蜀名医遗珍系列丛书

二十八、大承气汤证（2案）

1. 李士材医案

治一人，伤寒八九日以来，口不能言，目不能视，体不能动，四肢俱冷，咸谓阴证。诊之六脉皆无，以手按腹，两手护之，眉皱作痛；按之趺阳，大而有力，乃腹有燥屎也。欲与大承气汤，病家惶惧不敢进。李曰：此郡能辨是证者，惟施笠泽耳。延诊之，若合符节。遂下之，得燥屎六七枚，口能言，体能动矣。故按手不及足者，何以救垂危之症耶？

酒洗大黄 12g　厚朴 12g　枳实 9g　芒硝 9g

窦笙注：本案为阳明病之痞、满、燥、实、坚，腹中有燥屎，致成热厥之症。患者四肢厥冷，六脉俱无，体不能动，目不能视，极似阴证。李氏诊其趺阳脉大而有力，按其腹眉皱作痛，辨证为腹有燥屎，邪气阻遏，蓄热内甚，致脉道不利，故六脉皆无，呈阴证假象。李氏胆大心细，按手及足，四诊合参，辨为大承气汤证，故一下而愈。

诸病皆因于气，秽物之不去，由气之不顺也。阳明病热实，地道不通，燥屎内结，故攻下之剂，必用气分之药，因以承气名汤，所谓"亢则害，承乃制"也。此方急下存阴，治阳明实热，地道不通，燥屎为患，功能通滞泻热，利塞通闭。药用厚朴之苦温，以行气除胀；枳实之苦寒，以破结散痞；芒硝之咸寒，以润燥软坚；大黄之苦寒，以泻热通便。三承气汤之应用：大热大实者，用大承气；小热小实者，用小承气；实热在胃中者，用调胃承气以缓下之。若病大用小，则邪气不除；病小用大，则过伤正气；病在上而用急下之剂，则上热不去。三承气之用，各有分寸，不可混同妄投。至于药量之轻重，随证斟酌，中病即为合度。

2. 舒驰远医案

治舒时宗。三月病热，予与仲远同往视之。身壮热而谵语，苔刺满口，秽气逼人，少腹硬满，大便闭，小便短，脉实大而迟。仲远谓热结在里，其人发狂，小腹硬满，胃实而兼蓄血也，法以救胃为急。然此人年已六旬，症兼蓄血，下药中宜重用生地，一以保护元阴，一以破瘀下血。余然其言，主大承气汤。硝黄各用24g，加生地30g，捣如泥，先炊数十沸，乃纳诸药同煎。迭进五剂，得大下数次，人事贴然。少进米饭一二口，辄不食，呼之不应，欲言不言，但见舌苔干燥异常，口内喷热如火，则知里燥尚未衰减，复用犀角地黄汤加大黄三剂。又下胶滞二次，色如败腐，臭恶无状，于是口臭乃愈。

生大黄24g　芒硝24g　厚朴9g　枳实9g　生地黄30g（捣为泥另煎）

蓼笙注： 本案为阳明腑实兼蓄血证。患者为阳明里热实证而兼蓄血，故先用大承气汤加生地，是以攻下为主，养阴破瘀为辅；继用犀角地黄汤加大黄，是以滋阴清热为主，攻下行瘀为辅。前后两方均用大黄，而用意各别。大黄在前方，为泻实攻下；在后方，为活血逐瘀，故所下胶滞之物，色如败腐，臭恶无状。服承气后腑气虽通，而燥热未除，津伤未复，病虽暂松，移时复作。继进犀角地黄汤加大黄，滋阴清热，攻下行瘀，诸病始愈。犀角地黄汤功能清热养阴，凉血散瘀。犀角之咸寒，以解血分之热；合丹皮之苦寒，以凉血散瘀；白芍酸寒，养血敛阴，为清热邪深入血分之良剂。

二十九、火麻仁丸证（1案）

曹颖甫医案

治一人，能食，夜卧则汗出，不寐，脉大，大便难。此为脾约。火麻仁丸 30g，作三服，开水送下。

《伤寒论》原方：火麻仁 15g，杏仁 9g，大黄 6g，白芍 9g，炒枳实 6g，厚朴 3g。

寥笙注：本案为脾约证。患者脉大能食，大便难，为胃中有热，热盛伤阴，津液亏损，不能濡润大肠，故大便硬；邪热扰阴，故夜卧多汗，而不寐。《伤寒论》说："跌阳脉浮而涩，浮则胃气弱，涩则小便数，浮涩相搏，大便则硬，其脾为约，麻子仁丸主之。"本案症状与此条不尽相符，但胃强脾弱之病理机转则一，故以火麻仁丸治之愈。方用火麻仁之甘平，以润燥滋肠；佐杏仁之苦温，以肃肺降气，有助于通便；枳实之苦寒、厚朴之苦温，以破气行滞；白芍酸寒养阴，大黄苦寒攻下清热，合之为养液润燥、清热通幽之剂，用治肠中干燥而大便难甚效。

三十、桃仁承气汤证（1案）

肖琢如医案

治李某，年二十余。先患外感，诸医杂治，症屡变，医者却走。其父不远数十里踵门求诊。审视面色微黄，少腹胀满，身无寒热，坐片刻即怒目视人，手拳紧握，伸张如欲击人状，有顷即止，嗣复如初。脉沉涩，舌苔黄暗、底面露鲜红色。诊毕，主人促疏方，并询病因。答曰：病已入血分，前医但知用气分药，宜其不效。《内经》曰："血在上善忘，血在下如狂。"此症即《伤寒论》"热结膀胱，其人如狂"也，当用桃仁承气汤。即疏方授之。一剂知，二剂已，嗣以逍遥散加丹皮、生地调理而安。

桃仁 6g 大黄 9g 桂枝 6g 甘草 3g 芒硝 6g

寥笙注：本案为桃仁承气汤证。患者发病为外感，诸医杂治，症遂屡变，而为太阳蓄血证。《伤寒论》说："太阳病不解，热结膀胱，其人如狂，血自下，下者愈。其外不解者，尚未可攻，当先解其外；外解已，但少腹急结者，乃可攻之，宜桃仁承气汤。"病已入里，寒热之表症已罢，故用桃仁承气汤攻之。本案辨证要点：少腹胀满，即少腹硬满拘急，脉沉涩，为有瘀血之征；怒目视人，欲击人状，即其人如狂。症与桃仁承气汤相吻合，其病理机制无二，故服之立愈。方用大黄之苦寒，以荡实除热为君；芒硝之咸寒，入血软坚为臣；桂枝之辛温，色赤入血分，桃仁之甘润，擅逐血散邪之长为使；甘草之甘，以缓诸药之势，去邪而不伤正为佐。夫血寒则止，血热则行，桂枝之辛温，和以桃仁、芒硝、大黄，则入血而助下行之性，斯其制方之意也。

三十一、抵当汤证（1案）

张意田医案

治焦姓人。七月间患壮热舌赤，少腹闷满，小便自利，目赤发狂，已三十余日。初服解散，继则攻下，但得微汗，而病终不解。诊之：脉至沉数，重按疾急。夫表症仍在，脉反沉微者，邪陷于阴也；重按疾急者，阴不胜真阳，则脉弦搏疾，并乃狂矣。此随经瘀血，结于少腹也。宜服抵当汤。乃自制虻虫、水蛭，加桃仁、大黄煎服。服后下血无算。随用熟地一味，捣烂煎汁，时时饮之，以救阴液，候其通畅；用人参、附片、炙甘草，渐渐服之，以固真元。共服熟地1000g余，人参250g，附片120g，渐得平复。

虻虫1.5g　桃仁12g　酒大黄9g　水蛭1.5g

寥笙注：本案为少腹蓄血证。患者七月间壮热，为阳邪入府，热与血结，症现目赤发狂，少腹满闷，小便自利，此血证谛也，故以行瘀逐血之峻剂攻下之。《伤寒论》说："太阳病，六七日表症仍在，脉微而沉，反不结胸，其人发狂者，以热在下焦，少腹当硬满，小便自利者，下血乃愈。所以然者，以太阳随经，瘀热在里故也。抵当汤主之。"本案各症，与抵当汤若合符节，故用之取效。方用水蛭味咸性平，有毒，功能破血逐瘀，散结消癥；虻虫性味苦寒，有毒，功同水蛭，但作用较猛烈，不如水蛭作用缓和而持久；桃仁苦平甘润攻血，大黄苦寒荡血下热。此方为行血破瘀之猛剂，必须慎用，可小其制而服之，则较为稳妥。观患者服抵当汤后，继用熟地1000g余，人参250g之多，以救阴液，固元气，可见善后之不易也。

本汤及桃仁承气汤，皆治热结膀胱之证，但桃仁承气汤治瘀血将结之时，抵当汤治瘀血已结之后。方名抵当者，谓直抵瘀结之所，为攻瘀之峻剂也。尤有辨者，抵当汤治瘀血喜忘，大便反易，其色必黑，非水蛭、虻虫，不能化瘀逐蓄；桃仁承气汤治瘀血，少腹急结，由经入腑，非桂枝、甘草无以解表清热，此其区别也。

巴蜀名医遗珍系列丛书

三十二、抵当丸证（2案）

1. 许叔微医案

治一人，病伤寒七八日，脉微而沉，身黄，发狂，小腹胀满，脐下冷，小便利。许投以抵当丸，下黑血数升，狂止，得汗解。

水蛭 1.5g（熬令入水不转色）　炙虻虫 1.5g　大黄 9g　桃仁 9g

共为末，白蜜炼为丸。每服 3g，开水下。

寥笙注：本案亦为少腹蓄血证。《伤寒论》说："太阳病，身黄，脉沉结，少腹硬，小便不利者，为无血也。小便自利，其人如狂者，血证谛也。"患者症状与本案相符，故变抵当汤为丸，小其制而服之，使药物吸收缓慢，徐徐图功，不似抵当汤之猛峻攻下也。药病相当，恰如其分，斯为善治。本案辨证要点：热入于血必结，故少腹硬满；病在血分，故小便自利；膀胱多气多血，热甚而血凝，上干心胞，故神昏而如狂，此为血证谛也，以抵当丸下之，不可余药。

2. 陈葆厚医案

治一妇人，经停九日，腹中有块攻痛，自知非孕，医投三棱、莪术多剂未应。与抵当丸 9g，开水送下。入夜病者在床上，反复爬行，腹痛不堪。天将旦，随大便下污物甚多，其色白黄夹杂不一，病乃大除。次日复诊，与加味四物汤调理而安。

寥笙注：本案非伤寒蓄血，而为杂病癥瘕症。患者少腹有块攻痛，实与瘀血已结无异，故服抵当丸 9g，大便下污物而愈。治病用药，贵在洞彻病理，明辨治法。伤寒方可治杂病，杂病方亦可治伤寒，理无二致，在乎人之能否辨证遣方耳。

三十三、小陷胸汤证（3案）

1. 缪仲醇医案

治一人，伤寒，头疼身热，舌上苔黄，胸膈饱闷，三四日热不解，奄奄气似不续者。亟以大黄30g，全瓜蒌2枚，黄连、枳实下之。主人惊疑。不得已，减大黄之半。二剂，便通，热立解，遂愈。

蓼笙注： 本案为小陷胸汤证。患者奄奄气似不续，由于胸膈饱闷，气机窒塞所致，此为辨证要点。若误认为虚，或者以为表未解，投以补剂或辛温发散，则痰与热更胶着不解。小结胸证，正在心下（胃脘部），按之始痛，为痰与热结，治以小陷胸汤。如误下邪陷，热与水结，从心下至少腹硬满而痛不可近，则为大结胸证。本案治法，缪氏用小陷胸汤加减，去半夏之辛燥，加大黄、枳实之苦寒以泻热；瓜蒌甘寒，宽胸散结，加重一枚，想见其痰热互结之甚。善用古方者，必须对证加减化裁，药证丝丝入扣，无一味虚设，所谓自古名医不执方也。

2. 孙宿东医案

治一人。每下午发热，直至天明，夜热更甚，右胁胀痛，咳嗽引痛，投以参、术，痛益增。孙诊之：左弦大，右滑大搏指。乃曰:《内经》云:"左右者，阴阳之道路也。"据脉肝胆之火为痰所凝，必勉强作文，过思不决，木火之性，不得通达，郁而致疼。夜甚者，肝邪实也。初治只当通调肝气，一剂可瘳。误以为疟，燥动其火，补以参、术，闭塞其气，致汗不出，而苔如沉香色，热之极矣。乃以小陷胸汤，用瓜蒌30g，黄连9g，半夏6g，加前胡、青皮各3g，煎服。夜以当归龙荟丸微

巴蜀名医遗珍系列丛书

下之，遂痛止热退，两帖全安。

寥笙注：本案为肝胆之火为痰所凝，与小陷胸证之热与痰结，热入因作结胸，其病机则一，故治以小陷胸汤而愈。孙氏对病情之分析尽致，医者务宜深究。方中加前胡者，以其性味苦寒，功能降气化痰，宣散风热也；加青皮者，以其性味苦温，能疏肝理气，散积化滞，善能泻肝也。

3. 许叔微医案

治一妇人。患热入血室证，医者不识，用补血调气药，迁延数日，遂成血结胸，或劝用小柴胡汤。许曰：小柴胡已迟，不可行也。无已，则有一焉，刺期门穴斯可矣。但予不能针，请善针者治之，如言而愈。

寥笙注：本案为热入血室证。热入血室之成因，在妇人为月经期中感受外邪所致。其症状胸胁满如结胸状，谵语，热结深、偏于里，小柴胡汤不可行，须刺期门穴。穴在锁骨中线上，第六肋下缘，即脐上7寸旁开4寸。血室者，人身营血停止之所，经脉留会之处，即冲脉是也。王冰曰冲为血海，言诸经之血，朝会于此，故名血室。结胸证有三：热与水结，为大结胸证，一也；热与痰结，为小结胸证，二也；热与血结，状如结胸，胸胁下满痛，为血结胸，三也。许氏此案，未出方，用针法刺期门穴，故如言一刺而愈。血结胸为有形之症，汤剂一时难效，故刺期门穴，以泻肝经有余之热，则尤为亲切而易散。王肯堂主用小柴胡汤加赤芍、生地，是亦有见，可供参考。结胸证，除大小结胸外，尚有寒结、食结等，在妇人血结较为常见，辑小陷胸证，特附辑许氏治血结胸案以资研讨。针刺疗效，有时在汤液之上，可补汤剂之不逮，惜业内科者，不肯究心耳。

三十四、大陷胸汤证（1案）

曹颖甫医案

治陈孩，年十四。一日忽得病，邀余出诊。脉洪大，大热，口渴，自汗，右足不得屈伸，病属阳明；然口虽渴，终日不欲饮水，胸部如塞，按之似痛，不胀不硬，又类悬饮内痛；大便五六日不通，上湿下燥，于此可见。且太阳之湿内入胸膈，与阳明内热同病，不攻其湿痰，燥热焉除？于是遂书大陷胸汤与之。

制甘遂 4.5g　大黄 9g　芒硝 6g

服药后，大便畅通，燥屎同痰涎先后俱下，乃复书一清热之方，以肃余邪。

蓼笙注：本案为热邪传里，与痰水相结而成大结胸证。此案辨证要点：口虽渴，终日不欲饮水，乃胸中素有水饮之故，此其一；胸部如塞，按之似痛，不胀不硬，是邪初传入，结尚未甚之故，此其二；大便五日未通，可知不独水热结于胸，且肠中亦已燥结，此其三。似此上下俱病，若但清其上，则邪无出路；徒攻其下，则胸中之邪不能解。大陷胸汤功能荡涤逐水。方用甘遂苦寒为君，使下陷之阳邪、上格之水邪，俱从膈间分解；芒硝、大黄之咸寒苦寒为臣，软坚泻热，共奏下夺之功。本方上下两顾，剂大而数少，取其迅疾分解结邪，此奇方之制也。故服后大便通畅，燥屎与痰涎俱下而愈。

附录：结胸外治法

一切寒结、水结、食结、痰结，或满，或痛者，用生姜适量，捣烂如泥去汁，取渣炒热，用纱布包，徐徐揉熨心胸、胁下，其满痛可豁然自愈，取其辛而散之也。如生姜渣冷，再入少许姜汁，再炒再揉熨之，以愈为度。惟热结用冷姜渣，再入揉之，不可炒热，当注意。

三十五、十枣汤证（1案）

曹颖甫医案

治张任夫。水气凌心则悸，积于胁下则胁下痛，冒于上膈则胸中胀，脉来双弦，症属饮家，兼之干呕、短气，其为十枣汤证无疑。

炙芫花 1.5g　制甘遂 1.5g　大戟 1.5g

三味共研细末，分作两服。先用大枣十枚煎烂，去渣，入药末，略煎和服。

寥笙注：本案为水饮结于胁下之证。《伤寒论》说："太阳中风，下利呕逆，表解者，乃可攻之。其人漐漐汗出，发作有时，头痛，心下痞硬满，引胁下痛，干呕短气，汗出不恶寒者，此表解里未和也，十枣汤主之。"十枣汤证积水为患，人所易知，但又云此表解里未和也，而其症仍有"其人漐漐汗出，发作有时，头痛"等，或认为仍有表未解。须知此为水停膈间，卫气与之争则发作，卫气过则止，故发作有时。卫气争而得出，则漐漐汗出；水气随太阳经脉上攻于头，则为头痛。水气洋溢，浩浩莫御，实非表证，故用十枣汤攻其水，水去而诸症自解。患者为饮停胸胁，澼结不散，故水气凌心则悸，积于胁下则胁下痛，冒于上膈则胸中胀，脉来双弦，症属饮家，故用十枣汤峻逐水饮。水饮为患，遍及人身上下内外，方用芫花、大戟、甘遂三味性味辛苦而寒之品，以攻下水邪。芫花轻清入肺，直从至高之分，去菀陈莝；甘遂、大戟之苦，佐大枣之甘而缓者攻之，则从心至胁之水饮皆由二便而出。逐水猛剂，往往损伤脾胃之气，故以大枣十枚为君，预先培补中宫，以防峻泻药物之伤正。原案云：病者服药后，即感到喉中辛辣，甚于胡椒，并有口干、心烦、发热、声嘶等现象。服后二小时，即泻下臭水，患者即感到两胁舒适，能自由转侧。这说明十枣汤的作用，是非常峻猛的，但有病则病受，只要药证相符，就能收到很好的疗效。本方可改汤为丸，或研末用胶囊装，每服 1g，渐加至 1.5g，用大枣十个煎汤送下。服药后如泻水过于猛烈，可服米汤，使泻水作用减弱。

三十六、生姜泻心汤证（1案）

肖琢如医案

治潘某。初患头痛，往来寒热，余以小柴胡汤愈之，已逾旬矣。后复得疾，诸医杂治益剧。延诊时云：胸中痞满，欲呕不呕，大便溏泄，腹中水奔作响。脉之紧而数。疏生姜泻心汤。一剂知，二剂愈。

生姜 9g　法夏 9g　黄连 3g　黄芩 6g　党参 12g　干姜 6g　甘草 3g
大枣 3g

蓼笙注：本案为病后胃气虚，脾失健运，水谷不消之证。患者胸中痞满，欲呕不呕，大便溏泄，腹中水奔作响，现症与《伤寒论》"伤寒汗出解之后，胃中不和，心下痞硬，干噫食臭，胁下有水气，腹中雷鸣下利者，生姜泻心汤主之"极为吻合，故治以生姜泻心汤，药证合拍，不用加减。本汤所治心下痞硬，干噫食臭，此火症也；胁下有水气，腹中雷鸣，此水病也。惟其有此火在胃中、水在肠间之实据，若用热散寒，则热势益剧；用寒攻热，则水势横行。法当寒热并举，攻补兼施，以和胃气。方用黄连、黄芩之苦寒，以泻心胸之痞热；生姜、半夏之辛温，以散胁下之水气；人参、大枣之甘温，以补中州之土虚；干姜之辛温、炙甘草之甘温，以温里寒。芩、连必得干姜而痞散，半夏必得生姜而水消。名曰泻心，实以安心，即以和胃也。一方而备虚、水、寒、热之治，学者能于此等方讲求其理而推之，则操纵在我，运用自如矣。

三十七、半夏泻心汤证（1案）

张石顽医案

治顾九玉。大暑中患胸痞，颅胀，脉浮虚大而濡、气口独显滑象，此湿热泛滥于上膈也。与清暑益气汤二剂，颅胀止而胸痞不除，与半夏泻心汤减炮干姜，去大枣，加枳实，一服而愈。

半夏9g　黄芩6g　黄连3g　人参9g　炙甘草9g　炮干姜3g　炒枳实3g

寥笙注：本案为暑邪伤气，湿热痞结之证。病有缓急，治有先后，因受暑致病，故先用清暑益气汤以治暑，后用半夏泻心汤以除痞。清暑益气汤原案未出方，特录出以资参考。

人参3g　炙黄芪9g　炒茅术3g　麦冬（去心）9g　炒白术4.5g　炒黄柏3g　五味子1.5g　当归6g　甘草1.5g　升麻1g　葛根4.5g　炒青皮4.5g　炒神曲3g　泽泻4.5g　广皮4.5g　生姜3g　大枣3g

劳倦伤脾，湿热不化，一经中暑，则发热倦怠，汗多口渴。方用参、芪益气固表，二术燥湿理脾；黄柏清热济肾水，青皮破滞平肝气；当归养血，神曲化积；麦冬、五味生津以保肺，升麻、葛根升清气以解肌；泽泻泻湿热、降浊气，广皮理气化中州，甘草之甘缓和姜枣以调营卫。本案患者大暑中患胸痞，颅胀，脉浮虚大而濡，服清暑益气汤颅胀止而胸痞不除，故继用半夏泻心汤以治痞。痞为寒热之气互结而成，黄连、黄芩味苦寒，《内经》说：苦先入心，以苦泻之。泻心者，必以苦为主，是以黄连为君，黄芩为臣，以降阴而升阳也。半夏性味苦温，干姜性味辛热。《内经》说：辛走气，辛以散之。散痞者，必以辛为助，故以半夏、干姜为佐，以分阴而行阳也。甘草甘平，大枣甘温，人参味甘温；阴阳不交曰痞，上下不通为满，欲通上下，交阴阳，必和其中。所谓中者，脾胃是也；脾不足者，以甘补之，故用人参、甘草、大枣为使，以补脾和中。中气得和，上下得通，阴阳得位，则痞除热消而病解。本方去大枣者，恐其滞膈也；加枳实者，以加强泻热除痞之力也。

三十八、甘草泻心汤证（1案）

吴鞠通医案

治一人。太阳中风，外解已，即与泻，误下之，胸痞，痞解，而现自利、不渴之太阴症。今日：口不渴而利止，由阴出阳也，脉亦顿小其半。古云："脉小则病退。"但仍沉数，身犹热，而气粗不寐，陷下之余邪不尽，仲景《伤寒论》谓真阴已虚，阳邪尚甚之不寐，用阿胶鸡子黄连汤。使用甘草泻心法。

炙甘草9g　黄芩12g　法半夏15g　川黄连9g　生姜3片　茯苓15g

原方有干姜9g，吴氏易以生姜3片，加茯苓15g。方有加减，故云：议用甘草泻心法。

寥笙注：本案非典型之甘草泻心汤证。吴氏用甘草泻心汤法，只陷下之余邪不尽，有类于痞，气粗不寐，有似心烦不安，与甘草泻心汤证实不相似。患者脉沉数，气粗不寐，身有热，虽非典型甘草泻心汤证，然其为陷下之热未尽，其病机则同。《伤寒论》说："伤寒中风，医反下之，其人下利日数十行，谷不化，腹中雷鸣，心下痞硬而满，干呕，心烦不得安。医见心下痞，谓病不尽，复下之，其痞益甚。此非热结，但以胃中虚，客气上逆，故使硬也。甘草泻心汤主之。"本条之心下痞，并非可下之实热，但以妄下胃虚，客热内陷，上逆心下而为痞，是以胃气愈虚，痞结愈甚。虚则宜补，故用甘温以补虚；客者宜除，必借苦寒以泻热。方以甘草命名者，取和缓之意也。用甘草、大枣之甘，补中之虚，缓中之急；半夏之辛，降逆止呕；黄芩、黄连之苦，泻阳陷之痞热；干姜之热，散阴凝之痞寒。吴氏师其义，故仿甘草泻心汤法，于原方去大枣，加茯苓，以生姜易干姜化裁施用。方用黄芩、黄连以泻痞清热；因病久正虚，所以重用甘草以补中、半夏之辛以降逆，取辛以开之也；生姜之辛温，以散痞寒；茯苓甘淡，利水和中而安神。吴氏为温病学家，而善用伤寒方，案虽一般，故辑之以见方贵化裁。条文亦须活看，不可死于句下。

三十九、大黄黄连泻心汤证（1案）

吴鞠通医案

治一人，50 岁，酒客。大吐血成盆，六脉洪数，面赤，三阳实火为病。与泻心汤一帖而止，二帖脉平。后七日又发，脉如故，又二帖。

大黄 18g　黄连 15g　黄芩 15g

寥笙注： 本案为实热吐血证。患者实热大吐血盈盆，平素多酒，脉洪数，为三阳实火为病，故用本方治之而愈。泻心汤治痞，是攻补兼施，寒热并驰之剂。大黄黄连泻心汤则尽去温补，独任大黄之苦寒，泻营分之热，能除胃中之实；连、芩苦寒，能解离宫之火，泻气分之热。三味原方以麻沸汤渍之，须臾去渣，分温再服，取其气，不取其味，使不伤正气，此又煎法之最奇者。凡治下焦之补剂，当多煎，以熟为主；治上焦之泻剂，当不煎，以生为主。本汤原方治至高之热邪，故亦用生药百沸汤泡服。

四十、附子泻心汤证（1案）

肖琢如医案

一人得外感数月，屡变不愈。延诊时，自云：胸满，上身热而汗出，腰以下恶风。时夏历六月，以被围绕。取视前所服方，皆时俗清利、搔不着痒之品。舌苔淡黄，脉弦，与附子泻心汤。阅二日复诊，云药完二剂，疾如失矣。为疏善后方而归。

熟附片 6g　大黄 6g　黄连 3g　黄芩 3g

寥笙注： 本案为上热下寒证。患者胸满，即心下痞也。上身热而汗出，腰以下恶风，以被围绕，正是邪热有余，正阳不足之征。其病机与附子泻心汤无异，故服之而愈。附子泻心汤证，为阳热有余，而正阳不足，设治邪而遗正，则恶寒益甚，或温寒而遗热，则痞满愈增。此方寒热补泻，并投互治，两俱照顾。然使制剂无方，则恐混而无功，故法用麻沸汤渍寒药，别煎附片取汁，合和与服，则寒热异其气，生熟异其性，药虽同行，而功则各奏，此仲景制法之妙用也。方用三黄略渍取汁，取其轻清之气，以去上焦之热；附片大辛大热，浓煎取汁，以治下焦之寒，是上用凉而下用温，上行泻而下行补，泻取轻而补取重，制方之妙，神乎神矣。综观五泻心汤之辨证，总因寒热交结于内，胃气不和所致。生姜泻心汤为胃虚食滞，水气不化，治以和胃泻痞，以生姜为君；半夏泻心汤为柴胡证误下成痞，治以开结泻痞，以半夏为君；甘草泻心汤为一再误下，胃气益虚，客气上逆，治以补胃泻痞，以甘草为君；大黄黄连泻心汤为热邪壅聚，治以清热泻痞；附子泻心汤证为邪热有余，正阳不足，治以温阳泻痞。五泻心汤证治，其要点大略如此。

四十一、黄连汤证（1案）

肖琢如医案

黄某。先患外感，医药杂投，方厚一寸，后更腹胀而呕，脉象弦数，舌色红而苔黄，口苦。余曰：此甚易事，服药一剂可愈，多则二剂，何延久乃尔。与黄连汤，果瘳。

黄连 3g　法夏 9g　干姜 3g　桂枝 3g　党参 9g　甘草 3g　大枣 6g

寥笙注：本案为上热下寒，腹痛呕吐证。患者因杂药乱投，久治不效，腹痛而呕，脉象弦数，致成上热下寒，阴阳升降失其常度。阳在上不能下交于阴，故胃热而呕吐；阴在下不能上交于阳，故肠寒而腹中痛。阴阳相格，上热者自热，下寒者自寒，故病乃作。病既寒热错杂，药亦寒热并施。方以黄连为君，性味苦寒，以清胸中之热；干姜辛温为臣，以温胃中之寒；半夏辛温降逆，佐黄连呕吐可止；人参味甘补中，佐干姜腹痛能除；桂枝辛温，散胃口之滞；甘草甘平，缓腹中之痛；大枣甘平，补脾胃，缓和药性，所以培土也。本方以桂枝代柴胡，黄连代黄芩，干姜代生姜，换小柴胡之和表里法，而为寒热并用，攻补兼施之上下温清法。凡治久病、坏病，贵在得间，肖氏对此证独具只眼，故曰此甚易事，服药一剂可愈。既而果然。

四十二、干姜黄芩黄连人参汤证（1案）

汪石山医案

治一人，年逾六十。形色紫，平素过劳好饮，病膈，食至膈不下，则化为痰涎吐出，食肉过宿吐出，尚不化也。初卧则气壅不安，稍久则定。医用五膈宽中散、丁沉透膈汤，或用四物加寒凉之剂，或用二陈加耗散之剂，罔效。汪诊之，脉皆浮洪弦虚，曰：此大虚证也。医见此脉，以为热证，而用凉药，则愈助其阴，而伤其阳；若以为痰为气，而用二陈香燥之剂，则益耗其气而伤其胃，是以病益甚也。况此病得之酒与劳，酒性酷烈，耗血耗气，莫此为甚；又加以劳伤其肾，且年逾六十，气血已衰，脉见浮洪弦虚，非吉兆也。宜以人参 9g，白术、归身、麦冬各 3g，白芍 2.4g，黄连 0.9g，干姜 1.2g，黄芩 1.5g，陈皮 2.1g，香附 1.8g。煎服五帖，脉敛而膈颇宽，饮食亦进矣。

寥笙注：本案为中宫虚寒，格热吐逆证。患者为噎膈症，非伤寒所致，但病机与干姜黄芩黄连人参汤之寒邪格热于上焦之吐逆证同，故用本方加味治之。因患者平素过劳嗜酒，气血大损，脉浮洪弦虚，确为大虚之候。加白术之甘温，助人参以补脾胃；当归之辛温，以补血；白芍之酸寒，以滋阴；麦冬之甘寒，生津液，以救香燥所伤之阴；少加陈皮、香附之辛平，以疏气利膈，合为降逆补中，滋阴利气之剂。

《伤寒论》说："伤寒卒自寒下，医复吐下之，寒格更逆吐下。若食入口即吐，干姜黄芩黄连人参汤主之。"

干姜 6g　黄芩 6g　黄连 3g　人参 9g

方用黄芩、黄连大苦大寒，泄去阳热，而以干姜为之向导，开通阴寒。误吐亡阳，误下亡阴，脾气大损，故以人参补中，俾脾胃得转，并可助干姜之辛，冲破阴格而吐止。汪氏以本方加味，以救前医杂药乱投之失，对证用药，故服五帖而脉敛、食进，是亦善于化裁古方之范例。

四十三、黄芩汤证（1案）

谢安之医案

治一人，患痢，延樊少侯君诊视，二次不愈，因闻余父子名，遂来访。余曰：此太阳少阳合病下利是也。投黄芩汤加槟榔片，一剂知，二剂愈。

黄芩 9g　白芍 9g　炙甘草 6g　大枣 6g　槟榔片 3g

寥笙注：本案为湿热下痢证。患者为湿热痢，其他症状略而不详。黄芩汤为治热痢之专方，后世治痢方剂，多由此方化裁而出。如丹溪用以治热痢腹痛，更名黄芩芍药汤；张洁古于本方中加木香、榔片、大黄、黄连、当归、肉桂，名当归芍药汤，治赤白痢疾，效果极佳。黄芩苦寒，解热利尿；白芍酸寒，敛阴镇痛；甘草、大枣甘缓和中。谢氏于本方加槟榔片者，以其性味辛温，用以行气导滞也。《伤寒论》说："太阳与少阳合病，自下利者，与黄芩汤。"太阳与少阳合病云者，谓太阳发热恶寒与少阳寒热往来等症并见也。本条太阳少阳合病自下利，为在半表半里，非汗下所宜，故与黄芩汤彻热益阴，缓中止利。下利即专于治利，不必杂以风药表药，此亦急当救里之意，半里清而半表自解，故黄芩汤主在治里热，与桂枝主在表风寒，此为不易之定法。

四十四、旋覆代赭汤证（1案）

喻嘉言医案

治一人。膈气，粒米不进，始吐清水，次吐绿水，次吐黑水，次吐臭水，呼吸将绝。一昼夜，先服理中汤六剂，不令其绝，来早转方，一剂而安。《伤寒论》云：噫气不除者，旋覆代赭汤主之。吾于此病，分别用之者，有二道：一者以黑水为胃底之水，此水且出，则胃中之津液，久已不存，不敢用半夏以燥其胃也；一者以将绝之气，止存一丝，以代赭石坠之，恐其立断，必先以理中分理阴阳，使气易于下降，然后以代赭石得以建奇奏绩。乃用旋覆花一味，煎汤调代赭石末二匙与之，才入口即觉其气转入丹田矣。困倦之极，服补药二十剂，将息二月而愈。

蓼笙注：本案为中气虚，浊气不降，痰饮上泛而膈气之证。患者中气虚极，止存一丝，喻氏分别虚实缓急，先用理中汤分理阴阳，使浊气下降，清气上升，然后用旋覆花煎汤调赭石末服之以降气镇逆，病得转危为安。喻氏未用全方，亦获良效，运用之妙，在乎人耳。《伤寒论》原方如下：

旋覆花 9g　人参 9g　生姜 15g　代赭石 9g　炙甘草 9g　姜半夏 6g 大枣 6g

本方即小柴胡汤去柴胡、黄芩，易旋覆花、代赭石，亦即生姜泻心汤去干姜、黄芩、黄连三味，加旋覆、代赭二味。据方测症，则旋覆代赭汤证无腹中雷鸣下利，而其逆上之气，则较泻心汤为甚。唯于扶持中气，宣化胃阳，如人参、半夏、甘草、大枣、生姜，二方皆同，是知生姜泻心汤证之心下痞硬，干噫食臭，为由于寒热之互结；而旋覆代赭汤证之心下痞硬，噫气不除，则由于虚气之上逆。无寒热，故不用干姜、黄芩、黄连；有虚气，故用旋覆、代赭以降逆，人参、半夏、甘草、大枣，所以益胃也。旋覆花性味辛温，能消痰结，软坚，治噫气；代赭石性味苦寒，镇胃降气，止呕止噫；佐半夏以逐饮，生姜之辛以开结，人参以补正，甘草、大枣以益胃，共奏补虚宣气、涤饮镇逆之功。

巴蜀名医遗珍系列丛书

四十五、厚朴生姜甘草半夏人参汤证（1案）

张石顽医案

治陈某。泄泻，腹胀作痛，服黄芩、芍药之类，胀急愈更甚；其脉洪盛而数，按之则濡，气口大三倍于人迎，此湿热伤脾胃之气也。与厚朴生姜甘草半夏人参汤二剂，泻、痛止，而饮食不思，与半夏泻心汤二剂而安。

厚朴 9g　生姜 9g　半夏 9g　炙甘草 6g　人参 3g

寥笙注：本案为脾阳不足，中虚气滞之证。患者泄泻，腹胀作痛，服黄芩、白芍等药更甚，则知此证非热证；脉虽洪盛而数，但按之则濡，则知胀满为真虚假实。方用厚朴之辛温，以除胀泻满；半夏之辛温，以散滞气；人参、甘草补中和胃；生姜之辛温，以助阳散满，乃消补兼施之法。凡腹胀而便不秘者，用之最效，以其为假实真虚故也。《内经》说："脾欲缓，急食甘以缓之，用苦泄之。"本方用药之精义，在苦以泻腹满，甘以益脾胃，辛以散滞气也。若属纯虚、纯实之腹满，则均非所宜。

四十六、五苓散证（1案）

江应宿医案

治一人，年十九岁。患伤寒发热，饮食不下，少顷即尽吐，喜饮凉水，入咽亦吐，号叫不定，脉洪大浮滑。此水逆证，投五苓散而愈。

猪苓 12g　泽泻 9g　白术 12g　茯苓 12g　桂枝 6g

蓼笙注：本案为伤寒水逆证。患者系水蓄于胃，津不上承，故喜饮凉水；饮水不消，故入咽即吐；脉浮洪大而滑、发热，为兼有表邪，故投五苓散而愈。五苓散证为太阳表不解，邪入于腑，热与水结，膀胱气化失职所致。小便不利，水停下焦，津不上承则烦渴；水停于胃，拒而不纳，则水入即吐。茯苓味甘性平，猪苓味淡性平，泽泻味甘性寒，均属淡渗之品，有导水下行，通行小便之功；白术甘温，健脾渗湿，化气利水；桂枝辛温，通阳温经，以利气化，使膀胱津液得以通调，外则输津于皮毛，内则通行于上下，水津并行，自然小便利、口渴止，水入不逆而吐止。本方在伤寒为兼治太阳经府之病，用桂枝导心火于水以化气，白术益脾胜湿以升津，茯苓淡渗利水，为利水化气升津除热之妙剂。若无表证，桂枝易以肉桂，则化气行水之功更胜，临证时可斟酌使用。

巴蜀名医遗珍系列丛书

四十七、猪苓汤证（1案）

叶天士医案

治魏某。初诊脉数，淋浊愈后再发，腹胀，便不爽，余滴更甚。

草薢　猪苓　泽泻　通草　海金沙　丹皮　黄柏　晚蚕砂

复诊：滞浊下行痛缓，改养阴通腑。

阿胶　生地　猪苓　泽泻　山栀　丹皮

寥笙注：本案属淋浊阴虚证。患者病程已久，此为愈后再发，阴分亦虚，故叶氏用猪苓汤化裁。腹胀，便不爽，当是小腹胀，小便涩而不爽利，余滴更甚，故用分清导浊，清理下焦湿热为治。药后滞浊下行痛缓，故又以猪苓汤加减育阴利水，佐以疏肝泄热之丹栀治之。

猪苓汤为阳热伤阴，水气不能上敷下达，功能育阴利水，清湿热升肾水。《伤寒论》原方：

猪苓 9g　茯苓 9g　泽泻 9g　阿胶 15g　滑石 9g

方用猪苓、茯苓、泽泻，淡渗利水；滑石甘寒，利窍泄热；阿胶甘平，滋阴润肺。初诊用分清导浊法，以草薢性味苦平，利湿热，治小便混浊；海金沙性味甘寒，利水通淋，治小便淋痛；通草性味平淡，清热利水，治湿热内蕴；晚蚕砂性味辛温，和胃化浊，祛风止痛；丹皮性味苦寒，清肝热，凉血消瘀；黄柏苦寒，清热除湿，滋阴降火；栀子性味苦寒，解热除烦，凉血止血。复诊着重养阴，加生地之甘寒，以滋肾阴，则义无解蕴矣。叶氏用古方，最善加减化裁，师其意而不泥其方，运用从心，不愧妙手。

四十八、四逆汤证（2案）

1. 罗谦甫医案

治一妇人，二月初，患伤寒八九日，请罗治之。脉得沉细而数，四肢逆冷，自利腹痛，目不欲开，两手常抱腋下，昏卧嗜睡，口舌干燥。乃曰：前医留白虎加人参汤一帖，可服否？罗曰：白虎虽云治口燥舌干，若执此一句，亦未然，病人阴证悉具，实非白虎证。仲景云："下利清谷，急当救里，宜四逆汤。"遂以四逆汤150g，加人参、生姜各30g，连须葱白9茎，水五盏，同煎至三盏，去渣，分三服，一日服之。至夜利止，手足温，翌日大汗而解。继以理中汤数服而愈。《伤寒论》原方：

炙甘草6g　干姜4.5g　生附子12g（先煎二小时）

寥笙注：本案为少阴伤寒阴盛阳虚证。患者一派阴盛阳虚见症，脉沉细而数，四肢逆冷，腹痛自利，目不欲开，昏卧嗜睡，病系阴盛于内，阳气退伏，不能外达，阴阳气不相顺接所致。前医不知辨证，见口舌干燥，而用白虎汤，是举一而废百，不知阴证口舌干燥为阳虚不能化津，津液不能上布，与阳热证之津枯口舌干燥，大相径庭，认假作真，误服白虎，宁有生理？罗氏审证精详，用四逆加人参、生姜，随证施治，故能效如桴鼓。

阴阳寒热真假之辨，在少阴证最为关键。辨阳证易，辨阴证难；辨真热真寒易，辨假热假寒难。在错综复杂辨证中，辨脉尤为重要。如辨脉稍有疏忽，往往致误，必须脉症详参，四诊并用，乃能得其真实。四逆汤君以甘草之甘温，温养阳气；臣以大辛大热之附子、干姜，扶阳胜寒。甘草得干姜、附子，鼓肾阳，温中寒，有水中暖土之功；姜、附得甘草，通关节，走四肢，有逐阴回阳之用。加人参以大补元气，葱白、生姜之辛温以温通阳气。肾阳鼓，阴寒消，则阳气外达，阴阳气顺接，而脉自升，手足自温，厥利自愈矣。

2. 舒驰远医案

治一人，腹中急痛，恶寒厥逆，呕而下利，脉见微涩。予以四逆汤投之无效。其夫告曰：昨夜依然作泻无度，然多空坐，坠胀异常。尤可奇者，前阴坠出一物，大如柚子，想是尿脬，老妇尚可生乎？予即商之仲远，仲远踌躇曰：是症不可温其下，以逼迫其阴，当用灸法温其上，以升其阳，而病可愈。余然其言，而依其法。用生姜一片，贴百会穴上，灸其火三壮，其脬即收，仍服四逆汤加芪、术，一剂而愈。

灸甘草 6g　干姜 4.5g　生附子 12g（先煎两小时）黄芪 24g　白术 9g

寥笙注：本案为阳虚下陷，阴虚血少证。患者阳虚气陷，虽泻利无度，然多空坐，此为下陷之特征。同时，又阴盛气逆而呕逆，如用升阳之剂，则呕逆将更加剧，而气陷又必须升举，治之实为两难。无已，唯灸法可以济汤药之不逮。本案灸百会穴三壮，而脬即收，疗效之神速，真不可思议。继以四逆汤加芪、术，温肾益气善其后，一剂而愈，此治法之必分先后也。凡一切阳虚下陷之疾，此一灸法，均可辨证施用，今医多忽视针灸疗法，往往延误病程。

四十九、四逆加人参汤证（1案）

喻嘉言医案

治徐国桢。伤寒六七日，身热目赤，索水到前，复置不饮，异常大躁，将门牖洞开，身卧地上，辗转不快，更求入井。一医汹汹，急以大承气与服。喻诊其脉，洪大无伦，重按无力，谓曰："此用人参、附子、干姜之症，奈何认为下症邪？"医曰："身热目赤，有余之邪，躁急若此，再与姜、附，逾墙上屋矣。"喻曰："阳欲暴脱，外显假热，内有真寒，以姜、附救之，尚恐不能胜回阳之任，况敢以纯阴之药，重劫其阳乎？观其得水不欲咽，情已大露，岂水尚不欲咽，而反可咽大黄、芒硝乎？天气燠蒸，必有大雨，此证顷刻大汗，不可救矣。且既认大热为阳症，下之必成结胸，更可虑也。唯用姜、附，所谓补中有发，并可散邪退热，一举两得，不必疑虑。"以干姜、附子各15g，人参6g，甘草9g，煎成，冷服后，寒战戛戛有声，以重绵和头覆之，缩手不肯与诊，阳微之状始见。再与前药一剂，微汗热退而安。

干姜6g　生附子15g（先煎两小时）　人参9g　炙甘草9g

寥笙注：本案为内真寒外假热证。少阴病为肾阳衰微，阴盛于内，阴阳气不相顺接，故多寒热错综之假象。患者身热目赤，身卧地上，辗转不快，更求入井，粗视之，此热证也；而索水到前，复置不饮，异常大躁，细辨之，此寒证也。一证之寒热难辨，参以脉诊，则阴阳之虚实可凭。脉洪大无伦，此阳脉也；重按无力，此阴脉也。喻断其为外显假寒，内有真热，此确诊也，故投四逆加人参汤而愈。本案辨证要点：脉重按无力，索水不欲咽，此其一；身虽热，其足当冷。四肢者，诸阳之本，阳气不足，阴寒加之，阳气不相顺接，以致手足不温，而成四逆，此其二。方用四逆汤温经回阳，加人参以生津益血，为治阴阳两虚之温剂。

五十、通脉四逆汤证（2案）

1. 肖琢如医案

刘某，年六十。先患痰饮，屡药屡更，已逾一月。一日忽手足麻痹，喘急痰涌，口不能言，身微热，汗如泉溢。星夜延诊。脉之沉微，舌苔白而湿滑，即令人姜汁兑开水送下黑锡丹9g，奈入口不能下咽，乃设法扶令半坐，分三次灌下，并以吴茱萸研末，醋调炒热，敷两足心，拖住元气；逾一时，始稍苏醒，再灌9g，痰不涌，喘汗顿渐；次晨以通脉四逆汤重加茯苓，阅三日疾大瘥，继进六君子加姜附，调理十余剂，平复如初。

炙甘草6g　生附子6g（先煎两小时）　干姜12g　白茯苓24g

寥笙注：本案属阴盛格阳，真寒假热证。患者为阴盛于内，格阳于外，故症见身热，喘息，痰涌，汗出如泉溢，生气既离，亡在顷刻，有气窒亡阳之险。先用黑锡丹以固镇欲脱之阳，此急救法也。外用吴茱萸敷足心，以引阳下行，是急则治标之法，医者不可不知。方用通脉四逆重加茯苓，以姜、附回阳；倍干姜仍不减甘草者，恐散涣之阳，不能当姜附之猛，还借甘草柔缓之性以收全功；重加茯苓者，以茯苓甘淡，理先天无形之气，安虚阳之内扰也。继用六君加姜、附调理脾胃之阳而愈，用药可谓周到。

2. 丁甘仁医案

治一人。触受寒疫不正之气，挟湿滞交阻，太阴阳明为病，清浊相干，升降失常，猝然吐泻交作，脉伏肢冷，目陷肉削，汗出如雨。脾主四肢，浊阴盘踞中州，阳气不能通达，脉伏肢冷，职是故也。阴无退散之期，阳有散亡之象，阴霍乱之重症，危在旦夕。勉拟通脉四逆汤加味，驱内脏之阴，复外散之阳，未识能有挽回否？

熟附片　淡干姜　炙甘草　仙半夏　淡吴萸　制川朴　姜川连　猪胆汁　赤茯苓　火葱白　猪苓

寥笙注： 本案为阴霍乱危证。患者吐泻交作，脉伏肢冷，目陷肉削，汗出如雨，病情险恶。方用通脉四逆合葱白，以回阳救逆；加吴茱萸之辛热，半夏、川朴之辛苦温，以泄浊降逆；猪苓、赤茯苓之甘平，以利湿分清；川连、猪胆汁之苦寒，共为反佐之用，回阳复脉，驱阴降逆，用药可谓面面俱到，不愧名家手法。

五十一、白通加猪胆汁汤证（1案）

张聿青医案

治一人。灼热旬余，咽痛如裂，舌红起刺且卷，口干不思汤饮，汗虽畅，表热犹壮；脉沉细，两尺空豁；烦躁面赤，肢冷囊缩，显然少阴证据，误服阳经凉药，苟读《伤寒论》何至背谬若此？危险已极，计唯背城借一。但病之来源名目，虽经一诊道破，尚虑鞭长莫及耳。勉拟仲景白通汤加猪胆汁一法，以冀挽回为幸耳。

淡附片6g　细辛1g　怀牛膝3g　葱白3g　上肉桂1.5g　左牡蛎

猪胆汁各1个（冲入微温服）

窭笙注：本案为阴盛格阳证。患者一派阴盛格阳假象，最易惑人。尤其舌红起刺且卷，表热犹壮，若不结合整个病情脉诊，片面观察，勿怪前医误投阳经凉药而不自知也。辨证要点在于：脉沉细、两尺虚豁、口干不思汤饮，故张氏诊为显然少阴证据。方用白通汤加减，去干姜，加细辛、肉桂，以破阴回阳；牡蛎性味寒咸，敛汗以收浮越之阳；牛膝性味苦平，引药直达下焦。更加人尿之咸寒、猪胆汁之苦寒，引阳药达于至阴之地而通之，《内经》所谓"反佐以取之"也。热药冷服，下咽之后，冷体既消，热情便发，情且不遣，而致大益，二气之格拒可调，上下之阴阳可通。本案张氏未言药后效果如何，但辨证论治，处方遣药，固应如是，吾人可以师法。

《伤寒论》白通加猪胆汁汤原方：

生附子9g　干姜9g　人尿6g　葱白3g　猪胆汁6g

白通者，姜、附加葱白也。本方更加人尿、猪胆汁，故名白通加猪

巴蜀名医遗珍系列丛书

胆汁汤。姜、附性燥，肾之所苦，须借葱白之润以通于肾，故名。葱白通上焦之阳，下交于肾；附子启下焦之阳，上承于心；干姜温中土之阳，以通上下。上下交，水火济，阴盛格阳之证即解。白通加人尿、猪胆汁之苦寒，取其从治，使无格拒之患也。

五十二、干姜附子汤证（2案）

1. 李东垣医案

治一人。恶热目赤，烦渴引饮，脉七八至，按之则散，此无根之火也。与姜附加入人参汤服之愈。

干姜 3g　生附子 6g（先煎二小时）　人参 6g

蓼笙注： 本案为阳浮于上，阴虚于下之证。患者恶热目赤，烦渴引饮，纯是一派热象，类似阳明经证；唯脉数七八至，按之则散，乃假热真寒之象，故用姜、附回阳，人参益阴，使阴阳相抱，则烦渴除而脉之散者亦敛矣。本方为四逆汤去甘草而成。干姜、附子大辛大热回阳，因阴寒特盛，阳气大虚，故不用甘缓之甘草，以免缓和姜、附的作用。干姜附子汤为单捷小剂，有单刀直入之势，可使将散之阳气，很快回复，转危为安。本案李氏未明言系伤寒误治所致，原仲景方通治伤寒、杂病，只要辨证不误，均可随证施用，此案即可作如是观。

2. 许叔微医案

治一妇人。得伤寒数日，咽干烦燥，脉弦细，医者汗之，其始衄血，继而脐中出血，医者惊骇而遁。予曰：少阴病，强汗之所致也。盖少阴不当发汗，仲景云："少阴强发汗，必动血，未知从何道而出，或从口出，或从耳目出，是为下厥上竭，此为难治。"仲景云无治法，无药方；余投以姜附汤，数服血止，后得微汗愈。

炮干姜 3g　生附子 6g（先煎两小时）

蓼笙注： 本案为少阴强汗出血证。少阴病为气血两亏证，如不辨证而强汗之，阳虚之体必亡阳，阴虚之体必伤阴。患者得伤寒数日，咽干烦躁，脉弦细，前医认为三阳表证而汗之，此误也。此案始则衄血，继则脐中出血，为误汗阳气益虚，阳不固阴所致，故用姜附汤回阳，阳能固则阴血自止。《伤寒论》中每有不治、难治之症，许氏精《伤寒》，往往能治，所谓不治，原非定论。本案仲景谓为难治，故无治法，亦无药方，许氏投以姜附汤而愈，可补《伤寒》治法之不逮。

五十三、四逆散证（1案）

某医医案

诊得六脉举之有似沉细，按之数大有力；察其面青肢冷，爪甲鲜红，此火极似水，真阳证也。暂拟四逆散一服，继以大剂寒凉为合法也。

柴胡 9g　白芍 4.5g　炒枳实 3g　甘草 3g

寥笙注：本案为阳郁不伸，气机不宣证。患者脉数大有力，又爪甲鲜红，其面青肢冷，当系假寒真热之象。故拟四逆散以散郁热，俾阳邪外泄而厥自愈。方以柴胡之苦平，启发阳气而外达；枳实之苦寒，宣通胃络；白芍酸苦微寒，理经络之血脉；甘草甘平和中，调和诸药，乃表里并治之剂。少阴用药，有阴阳之分，如阴寒而四逆者，非姜附不能疗。此证虽云四逆，乃热结于内，阳气不能外达，故里热而外寒，此种四逆，又不可攻下以碍厥。四逆散可以达阳邪，散郁热，阳邪外泄，气机宣通，则手足自温，而四逆可愈。

五十四、当归四逆汤证（1案）

曹仁伯医案

治一人，少腹久痛未瘥，手足挛急而疼，舌苔灰浊，面色不华，脉象弦急。此寒湿与痰，内壅于肝经，而外攻于经络也。现在四肢厥冷，宜当归四逆汤加减。

当归（小茴香炒） 白芍（肉桂炒） 木通 半夏 苡仁 防风 茯苓 橘红

寥笙注：本案为厥阴阴邪化寒，血虚夹痰，内壅肝经之证。患者少腹久痛未愈，而又四肢厥冷，脉象弦急，面色不华，舌苔灰浊，病属寒湿夹痰，营血虚弱，肝气不和之候。故曹氏以当归四逆汤加减治之。去姜、枣者，恐其滞气；桂枝改为肉桂炒白芍，以温下焦之寒，并以止腹痛；加二陈配苡仁之甘寒以化痰利湿，防风辛温祛风湿；去细辛之辛散，以免损及营阴。药后少腹痛止，余症手足挛急而疼，以蠲痹汤去防风合指迷茯苓丸调理而愈。

《伤寒论》当归四逆汤原方：

当归 9g 桂枝 9g 白芍 9g 细辛 3g 炙甘草 6g 通草 6g 大枣 6g

本方为温运血行，散寒通脉，养营和肝之温剂。方用桂枝之辛温，以温肝阳；细辛之辛，以通肝阳；当归之辛，以补肝阳；草、枣之甘，以缓肝；白芍之酸，以泻肝；复以通草之淡寒，利阴阳之气，开厥阴之络。当归四逆之不用附子、干姜者，阴血虚微，恐重竭其阴也。凡伤寒手足厥冷，脉细欲绝者，此寒伤厥阴之经，但当温散其表，不可遽温其里。盖厥阴相火所寄，脏气本热，寒邪每多外伤于经，而少内伤于脏，故止用桂枝以解其外邪，当归以和肝血，细辛以散寒，大枣以和营，通草以通阴阳，则表邪散而营卫行，手足温而脉自不绝矣。脉微欲绝与脉细欲绝，医者应细辨：脉微，为阳微阴盛之四逆汤证；脉细，为血少阴血不足之当归四逆汤证，二者不能混为一谈，指下务须明辨，临证方不致误。

巴蜀名医遗珍系列丛书

五十五、附子理中汤证（1案）

王孟英医案

壬辰夏，姐丈李华甫家，多人患疫，余以一清解法治之，独其孀居不室之老姐患呕吐、下利而舌黑如煤，人皆以为同时之疫。予诊之，体丰脉弱，畏寒不渴，显系寒湿为病。遂与附子理中汤，数帖而愈。

熟附片 6g（先煎一小时） 党参 12g 干姜 9g 白术 12g 炙甘草 6g

蓼笙注：本案为中焦虚寒之寒霍乱证。患者呕吐，下利，名曰霍乱。舌黑如煤，为黑而滑润，舌质淡嫩；畏冷不渴，脉象沉弱而迟，为中寒阳虚之候，故投附子理中汤而愈。方以党参补中益气，干姜温中散寒，白术健运脾土，甘草坐镇中州，附片大辛大热补真火以温阳。中气既立，则清气自升，浊气自降，而呕吐、下利自平。霍乱之证，由于寒热之气不和，阴阳拒格，上下不通，水火不济之所致。寒霍乱用附子理中汤者，所以壮其阳气，燥土以祛寒，故病得以愈。

五十六、真武汤证（3案）

1. 滑伯仁医案

治一人，七月内病发热，或令其服小柴胡汤，必二十六剂乃安，如其言服之，未尽二剂，则升散太过，多汗亡阳，恶寒甚，肉瞤筋惕，乃请滑诊视。脉细欲无，曰：多汗亡阳，表虚极而恶寒甚也；肉瞤筋惕，里虚极而阳不复也。以真武汤，进七八服而愈。

茯苓 9g　炒白术 6g　白芍 6g　生姜 9g　熟附片 3g

蓼笙注：本案为过汗亡阳证。患者病发热，因发汗不如法，多汗亡阳，脉细欲无，筋惕肉瞤，恶寒尤甚，皆为阳虚之症。真武汤为温剂，壮元阳以消阴翳。方用熟附片大辛大热，以温经散寒；白术甘温、茯苓甘淡，以扶脾利水；白芍味酸微寒，生姜味辛温，《内经》说："湿淫所胜，佐以酸辛"。除湿正气，故用芍药、生姜为佐也。本方以温阳为主，导水为辅，以肾阳虚，水气内动故也。

2. 孙兆医案

治一人，患伤寒，发热，汗出多，惊悸，目眩，身战掉。众医有欲发汗者，有作风治者，有欲以冷药解者。延孙诊之。曰：太阳经病得汗而不解，若欲解，必复作汗，肾气不足，汗不来，所以心悸、目眩、身战。遂与真武汤，三服，微汗自出，即解。盖真武汤，附子、白术和其肾气，肾气得行，故汗得来。仲景说："尺脉弱者，营气不足，不可发汗。"以此知肾气怯则难汗也。

茯苓 12g　白术 9g　白芍 9g　生姜 9g　熟附片 9g

寥笙注：本案亦属汗多亡阳证。患者未经发汗，以发热汗出，有似太阳中风证，故医有欲发汗者；以惊悸，身战掉，有欲作肝风治者；以发热汗出而表不解，似阳明经证，有欲以冷药解者，盲人扪象，未得其真。众医不知患者尺脉弱，发热，汗出多，非表邪发热，乃虚阳浮散于外，阳微不能卫外而为固，阴虚不能藏精而为守也；身战掉，目眩，惊悸，乃肾阳虚不能制水，水气上冲，清阳不升所致。孙氏诊为真武汤证，独排众议，遂与真武汤三服而愈。以肾主五液，太阳经病得汗而不解，系肾气不足，真武汤附子、白术和其肾气，肾气得行，故复作微汗而解。太阳与少阴相表里，实则太阳，虚则少阴，其中盈虚消长，其机至微，医者务须着眼。

3. 吴孚先医案

治赵太学。患水气咳嗽而喘，误作伤风，投以风药，面目尽肿，喘逆愈甚。曰：风起则水涌，药之误也。以真武汤温中镇水，诸恙悉平。

熟附片 9g　白术 12g　白芍 9g　茯苓 12g　生姜 9g

寥笙注：本案为水气咳喘证。患者咳喘，前医误认伤风为病，投风药而咳喘加剧，且增面目尽肿，辨证错误，病随药变，信不诬也。本病原非真武汤证，因误服风药，风起水涌，肾水上泛，故咳喘加剧，面目尽肿。吴氏用本方温中镇水，诸恙悉平，故治病必求其本也。真武汤功能温肾行水，壮元阳以消阴翳，逐留垢以清水源，为镇摄之温剂，用治慢性肾炎之肾阳虚衰，不能化气行水之水肿，颇有功效，故得温阳行水汤之名。

五十七、桂枝人参汤证（1案）

谢安之医案

治刘君。病痢复作，投当归银花汤，另送伊家制痢疾散茶二包，病虽愈，唯痢后白色未减，心下痞硬，身热不退。思仲景《伤寒论》说："太阳病，外症未除，而数下之，遂协热而利，利下不止，心下痞硬，表里不解者，桂枝人参汤主之。"遂书此以服，大效。后因至衡州取账目，途中饮食不洁，寒暑失宜，病复大作，遂于衡邑将原方续服三剂乃愈。

桂枝9g　炙甘草12g　白术9g　人参9g　干姜9g

蓼笙注：本案为虚寒性下痢证。患者下痢日久，里气衰弱，心下痞硬，为脾胃虚之征。桂枝人参汤，用参、术、姜、草温阳于内，以止痢；外症未除，故用桂枝行阳以解表。痢下白色如涕为白痢，属虚寒者多，故用辛温之剂治之而愈。若脉数，口渴，小便黄赤，滞下红白，或下脓血，则非此方所宜，当于痢疾门中求之。近世白痢少，赤痢多，医者多喜用苦寒之剂，以治湿热痢；不喜用辛温之剂，以治虚寒痢。本案可供治虚寒白痢的参考。

五十八、桂枝附子汤证（1案）

《全国名医类案》医案

一病者，年三十七岁。素体阳虚，肥胖多湿，春夏之交，淫雨缠绵，适感冷风，而病风湿。症见：头痛恶风，寒热身重，肌肉烦疼，肢冷溺涩。诊断：脉弦而迟，舌苔白腻兼黑。此风湿相搏之候，其湿胜于风者，盖阳虚则湿胜矣。疗法：汗利兼行以和解之，用桂枝附子汤，辛甘发散为君；五苓散辛淡渗剂为佐，仿仲景徐徐微汗则风湿俱去，骤则风去而湿不去也。处方：

桂枝 3g　茯苓 18g　苍术 3g　炙甘草 2g　淡附片 3g　泽泻 4.5g　秦艽 3g　生姜 3g　大枣 3g

效果：一剂，微微汗出而痛除；再剂，肢温不恶风，寒热亦止。继用平胃散加木瓜、砂仁，温调中气而痊。

寥笙注：本案为风湿证。患者素体阳虚，肥胖多湿，以湿邪胜于风邪，故用桂枝附子汤加秦艽之辛平，以散肌表之风湿；更以苍术之辛温，茯苓、泽泻之淡渗，以培土利水，使湿从小便出，所谓"治湿不利小便，非其治也"。处方用药，内外兼顾，可谓周到。桂枝附子汤证，《伤寒论》说："伤寒八九日，风湿相搏，身体疼烦，不能自转侧，不呕，不渴，脉浮虚而涩者，桂枝附子汤主之。"风寒二字，仲景有通称不分别者，或系寒随风至，或系风挟寒来，故二字往往通用。此风湿是寒风，非热也，故以桂枝附子汤加味治之。

《伤寒论》桂枝附子汤方：

桂枝 4.5g　熟附片 4.5g　甘草 3g　生姜 3g　大枣 3g

方用桂枝之辛温，以祛在表之风邪；附片大辛大热，以逐在经之湿邪；甘草、生姜、大枣辛甘化阳，配合以缓中和营气。五味成方，有祛风温经、助阳散湿作用，为风湿盛于肌表之主方。

五十九、黄连阿胶汤证（1案）

叶天士医案

治一人，夏月进酸苦泄热，和胃通坠，为阳明厥阴治，甚安。入秋凉爽，天人渐有收肃下降之理，缘有年下亏，木少水涵，相火之风旋转熏灼胃脘，冲逆为呕，舌络被熏，则绛赤如火，消渴便阻犹剩事耳。凡此皆属中厥根萌，当加慎养为宜。

生鸡子黄 1 枚　阿胶 4.5g　生白芍 9g　生地黄 9g　天冬 3g（去心）
川连 1g

寥笙注：本案为阴虚火旺，水不涵木证。患者舌绛，呕逆，消渴，便阻，水不涵木，风火内动，故叶氏用黄连阿胶汤化裁，去黄芩之苦燥，黄连亦止用 1g，加生地、天冬之甘寒，以养阴生津，则重在滋肾水以治其本也。

《伤寒论》黄连阿胶汤方：

黄连 9g　黄芩 9g　白芍 6g　鸡子黄 1 枚　阿胶 9g（烊化冲服）

方用芩、连之苦寒，以直折心火；阿胶之甘平，以滋肾阴；鸡子黄甘寒，入通于心，佐芩、连于泻心中补心；白芍佐阿胶于补阴中敛阳气，则心肾交合，水升火降，为滋阴和阳之专方。

六十、麻黄连翘赤小豆汤证（1案）

王旭高医案

治一人，伏暑湿热为黄，腹微满，小便不利，身无汗，用麻黄连翘赤小豆汤加减。

麻黄 连翘 豆豉 茵陈 赤茯苓 川朴 枳壳 杏仁 神曲 赤小豆（煎汤代水熬药） 通草

寥笙注：本案为外寒内湿，郁蒸发黄证。患者湿热发黄，腹微满，小便不利，身无汗，故王氏用麻黄连翘赤小豆汤，酌予加减，以解表散热。加赤苓、通草之甘淡以利水，茵陈之苦寒以清利湿热。又见腹微满，为湿阻气机不宣，故加枳实之苦寒，川朴、神曲之辛温，以行气消食，亦有制之师也。去姜、枣未用者，恐其助湿生热也。

《伤寒论》麻黄连翘赤小豆汤原方：

麻黄 3g 连翘 6g 赤小豆 9g 杏仁 6g 生梓白皮 6g 甘草 3g 生姜皮 3g 大枣 3g

方用麻黄、杏仁、生姜皮以发散表邪；赤小豆甘平利湿清热；连翘苦寒，清热；生梓白皮苦寒，清热利湿，近人已少用，多用茵陈代，亦有用桑根白皮代者，以其性味甘寒，能清热平喘，利水消肿，使湿热郁蒸之邪下利；甘草、大枣和胃缓中。其表有不解，黄有不退者乎？

六十一、麻黄升麻汤证（2案）

1. 张石顽医案

治一妇人，年二十余。腊月中旬，患咳嗽，挨过半月，病热少减。正月五日，复咳倍前，自汗体倦，咽喉干痛。至元宵，忽微恶寒发热，明日转为腹痛自利，手足逆冷，咽痛异常。又三日则咳吐脓血。张诊其脉，轻取微数，寻之则仍不数，寸口似动而软，尺部略重则无。审其脉证，寒热难分，颇似仲景厥阴篇中麻黄升麻汤证。盖始本冬温，所伤原不为重，故咳至半月渐减，乃勉力支持岁事，过于劳役，伤其脾肺之气，故复咳甚于前。至元宵夜忽增寒发热，来日遂自利厥逆者，当是病中体虚，复感寒邪之故。热邪既伤于内，寒邪复加于外，寒闭热郁，不得外散，势必内夺而为自利，致邪传少阴厥阴，而为咽喉不利，吐脓血也。虽伤寒大下后，与伤热后自利不同，而寒热错杂则一，遂与麻黄升麻汤。一剂，肢体微汗，手足温暖，自利即止。明日诊之，脉向和。嗣后与异功生脉散合服，数剂而安。

麻黄 6g　升麻 3g　当归 3g　知母 3g　黄芩 3g　玉竹 3g　白芍 1.5g　天冬 1.5g　桂枝 1.5g　茯苓 1.5g　甘草 1g　生石膏 3g　白术 1.5g　干姜 1.5g

廖笙注：本案为寒闭热郁，上热下寒，阴阳错综证。《伤寒论》说："伤寒六七日，大下后，寸脉沉而迟，手足厥逆，下部脉不至，咽喉不利，唾脓血，泄利不止者，为难治。麻黄升麻汤主之。"患者虽非伤寒误下所致，而寒闭热郁，内奔而为自利，致邪传厥阴，则可一例观。张氏审证求因，至为精详，对此阴阳错综，表里混淆，寒热难分之证，心灵眼亮，泾渭分明，仲景谓为难治之疾，亦能一剂即中，不愧一代名家。方用麻黄、石膏、甘草以疏表，发越郁阳；桂枝、白芍以调和营卫；升麻性味辛寒，功能升阳，清热解毒；天冬，知母、黄芩以清上热；白术、干姜、茯苓以补脾利水，温下寒；玉竹性味甘平，以滋阴；当归以养血，且以防发越之弊也。

2. 陈逊斋医案

治李某。曾二次患喉痰，一次患溏泄，治之愈。今复患寒热病，历十余日不退，邀余诊。切脉未竟，已下利二次，头痛，腹痛，骨节痛，喉头尽白而腐，吐脓样痰夹血；六脉浮中两按皆无，重按亦微缓，不能辨其至数；口渴需水，小便少；两足少阴脉似有似无。诊毕无法立方，且不明其病理，连拟排脓汤、黄连阿胶汤、苦酒汤，皆不惬意；复拟干姜黄连黄芩人参汤，终觉未妥；又改拟小柴胡汤加减，以求稳妥。继因雨阻，宿于李家，然沉思不得寐，复讯李父，病人曾出汗几次？曰：始终无汗。曾服下剂否？曰：曾服泻盐三次，而至水泻频仍，脉忽变阴。余曰：得之矣。此麻黄升麻汤证也。病人脉弱易动，素有喉痰，是下寒上热体质；新患太阳伤寒而误下，表邪不退，外热内陷，触动喉痰旧疾，故喉间白腐，脓血交并；脾弱湿重之体，复因大下而成水泻，水走大肠，故小便不利；上焦热甚，故口渴；表邪未退，故寒热头痛，骨节痛各症仍在；热闭于内，故四肢厥冷。大下之后，气血奔集于里，故阳脉沉弱；水液趋于下部，故阴脉亦闭歇。本方组织，有桂枝汤加麻黄，所以解表发汗；用黄芩、知母、石膏以消炎清热，兼生津液；有苓、术、干姜化水利小便，所以止利；用当归助其行血通脉，用升麻解咽喉之毒，用玉竹以祛脓血，用天冬以清利痰脓。明日，即可照服此方。李终疑脉有败征，恐不胜麻桂之温，欲加高丽参。余曰：脉沉弱，肢冷，是阳郁，非阳虚也。加参转虑掣消炎解毒之肘，不如不用，经方以不加减为贵也。后果服之而愈。

寥笙注：本案为伤寒误下致变，邪传厥阴，上热下竭，阴阳错杂，表里混淆之证。陈氏此案，为1944年抗日战争时期客渝时所治。当时陈氏曾对余述及此案治疗经过，谓伤寒病真难辨，真难医，而《伤寒论》尤其难读。又如柯韵伯直谓麻黄升麻汤杂乱无章，疑非仲景方。徐灵胎于《伤寒约编》厥阴病中，亦不录此条，仅在伤寒类方麻黄升麻汤条下注曰："此乃伤寒坏症，寒热互见，上下两伤，故药亦随症施治，病症之杂，药味之多，古方所仅见。观此，可悟古人用药之法。"亦无所发明。陈氏在未治此案前，亦不知麻黄升麻汤究竟是真是假，有无此病，亦持怀疑态度，经此番治验，确信《伤寒论》为临证实践的总结，故特为余述及之。当时余于此证，亦无实践经验，听后茅塞顿开，至今记忆犹新。此种病例不多见，以前注家多不解此条临床实际意义，遑论治疗。治此病者，前有张石顽，后有陈逊斋，两案可先后媲美，故并辑之，于以见《伤寒论》为临床实践的实录，非一般空谈医理之书可比，凡究心中医学者，应深入钻研之，则获益匪浅。

六十二、吴茱萸汤证（2案）

1. 肖琢如医案

刘某。一日至寓求诊，云患呕吐清汁，兼以头痛不能举，医者率以风寒发表药，服之益剧，已逾月矣。舌苔白而湿滑，口中和；脉之，沉。与吴茱萸汤，一剂知，二剂疾如失。

吴茱萸 6g　生姜 15g　人参 9g　大枣 6g

寥笙注：本案属肝胃虚寒，浊阴之气上逆证。患者头痛不能举，呕吐清汁（即涎沫），脉沉，苔白而湿滑，口中和。此为厥阴受寒，肝木横逆，侮及胃土，胃失和降，故呕吐涎沫；阴寒之气随经上逆故头痛。方用吴茱萸大辛大热，温中散寒，下气止痛，直入厥阴为君；生姜辛温，散逆止呕，使胃浊随吴茱萸而下泄，故以为臣；大枣、人参甘温以益气和中，共奏温降开胃、补中泻浊之功。众医不辨表、里、寒、热、虚、实，执头痛一症，率以风寒发散为治，延误病程，致病益增剧，月余不愈，是为瞎医盲治，疾岂能愈哉？

2. 吴孚先医案

治一人，伤寒，头痛，不发热，干呕吐沫。医用川芎、藁本不应。吴曰：此厥阴中虚之症。干呕吐涎沫，厥阴之寒，上干于胃也；头痛者，厥阴与督脉会于巅，寒气从经脉上攻也。用人参、大枣益脾以防木邪；吴茱萸、生姜入厥阴，以散寒邪，且又止呕，呕止而头痛自除。设无头痛，又属太阴，非厥阴为病矣。

寥笙注：本案亦属肝胃虚寒头痛、呕吐证。患者头痛，干呕吐沫，医者不知辨证，以川芎、藁本治之，所谓头痛医头者，此辈是也。夫治病必求其本，见病治病，冀图幸中，无道理也。吴氏对本案病理及方义，已详为分析，义无余蕴矣，兹不复赘。

六十三、苓桂术甘汤证（1案）

王旭高医案

治一人，痰饮聚于胸中，咳而短气，心悸，用四君补气、二陈化痰、款冬止咳，加减成方，仍不越苓桂术甘汤之制。若舍仲景，别求良法，是犹废规矩，而为方圆也。讵可得哉？

桂枝　茯苓　白术　甘草　半夏　陈皮　党参　款冬花

寥笙注： 本案属阳虚水停证。患者系痰饮聚于胸中，心悸，咳而短气，病为脾胃阳虚，饮停于中所致。《金匮》说："病痰饮者，当以温药和之。"本案即为温药和之的具体运用。盖温则脾胃之阳易于健运，而阴寒自化，所以王氏说仍不越苓桂术甘汤之制。方用茯苓之淡渗，以清肺化气利水；桂枝辛温，温阳降逆；白术甘温，补脾益气；甘草和中，调和诸药。加陈皮、半夏以蠲饮化痰；款冬辛温，化痰止咳；党参合白术茯苓甘草为四君，以加强健脾补气之力也。

六十四、炙甘草汤证（1案）

《卫生宝鉴》医案

有病人，伤寒八九日，医见热甚，以凉剂下之，又食梨，伤脾胃，四肢冷，时昏愦。余诊脉，动而有中止之时。心动悸，呃逆不绝，色变青黄，精神减少，目不欲开，踡卧，恶与人言。以炙甘草汤治之。减生地黄，恐损阳气，剉 30g 令服无效；再令于市铺，选尝气味厚者，再煎服之，病遂减半；再服即愈。

炙甘草 9g　人参 9g　阿胶 9g（溶化冲服）　生姜 9g　桂枝 3g　麦冬 9g　火麻仁 9g　生地黄 30g　大枣 6g　清酒 30g

寥笙注：本案为里虚，气血衰竭危证。患者因误下伤其中阳，导致阴阳两虚、气血亏损一系列变症，极似少阴四逆汤证。辨证要点、在于：脉结代，心动悸，与少阴病之脉微细、四肢厥逆大不相同。案中云，减生地黄，恐损阳气，剉 30g 令服无效，再令于市选气味厚者，再煎服之，病遂减半。仲景原方炙甘草汤，生地黄用 500g，衡以近代用量，起码 30～60g 方可。方用生地黄为君，以滋阴强心；以炙甘草名汤者，取甘草之甘温，以养胃益气，资脉之化源。人参补气，桂枝通阳，麦冬甘寒润燥生津，火麻仁甘平。滋阴润燥，阿胶甘平养阴补血，生姜、大枣调和营卫。加清酒使之入脉道，则悸可宁，脉可复，故又名复脉汤。本方治脉结代，心动悸，确有良好效果，故患者再服而病愈。

六十五、乌梅丸证（2案）

1. 许叔微医案

治一人，渴甚，饮水不能止，胸中热痛，气上冲心，八九日矣。或作中暍，或作奔豚。予诊之，曰：症似厥阴，曾吐蛔虫否？曰：昨曾吐蛔。予曰：审如是，厥阴证也。可喜者脉来沉而缓迟耳。仲景云："厥阴之为病，消渴，气上冲心，饥不欲食，食则吐蛔。"又曰："厥阴病，渴欲饮水者，少少与之愈。"今病人饮水过多，乃以茯苓桂枝白术甘草汤治之；得止后，投以乌梅丸，数日愈。

乌梅肉 15g　细辛 3g　干姜 6g　黄连 9g　当归 6g　熟附片 3g　蜀椒 6g　桂枝 6g　人参 9g　黄柏 6g

寥笙注：本案为厥阴上热下寒证。患者渴而吐蛔，气上冲心，胸中热痛，症状与厥阴提纲吻合，似可直投乌梅丸治疗。许氏先用苓桂术甘汤，以其人饮水多，当时必有水饮内停，小便不利之证可凭。继以乌梅丸治厥阴本病，此治法之有先后也。乌梅丸用乌梅之性味酸温，以止蛔之动；黄连、黄柏之苦寒，以安蛔；细辛、干姜、桂枝、附片、蜀椒、当归之辛，以温脏而止厥逆；人参之甘，以安中补虚，且以驾御寒热诸药之悍气也。

2. 静香楼医案

一人蛔厥心痛，痛则呕吐酸水，手足厥冷，宜辛、苦、酸治之。

桂枝　川椒　炮姜　黄连　乌梅　当归　茯苓　延胡　炒川楝子

寥笙注：本案属厥阴蛔厥证。尤氏改丸为方，取其迅速，师其意，而不泥其迹，用辛、苦、酸三字以统摄乌梅丸法。桂枝、干姜、当归、川椒辛也，黄连苦也，乌梅酸也。辛以温脏，苦以安蛔，酸以止动。加入川楝子之苦寒，不但增强杀虫作用，可以止痛也；延胡辛温，最善治心胃诸痛，与川楝配合尤妙；更加茯苓之淡渗，以健脾利湿，所谓"虫无湿不生也"。善用古方者，多能加减化裁，药随病变。

六十六、白头翁汤证（2案）

1. 曹颖甫医案

治一人，年高七十八，而体气壮实。热利下重，而脉大，苔黄，夜不安寝。宜白头翁汤为主，合小承气汤治之。

白头翁 9g　秦皮 9g　川黄连 1.5g　黄柏 9g　大黄 9g　枳实 3g　桃仁 9g　芒硝 6g

寥笙注： 本案为厥阴热痢。患者脉症俱实，年虽高而体壮，不但用本方，更伍小承气汤以下之，方与证合，其效可必。白头翁苦寒，止痢解毒；黄连苦寒，清湿热，厚肠胃；黄柏苦寒，泻下焦之火；秦皮性味苦寒又涩，止痢清热。三阴俱有下利症，自利不渴者属太阴；自利而渴者属少阴。唯厥阴下利，属于寒者，厥而不渴；属于热者，消渴，下利，下重，便脓血。此案患者热痢下重，乃火郁湿蒸，胆气不升，火邪下陷，故下重。白头翁清理血分湿热，佐秦皮以平肝升阳，协之连、柏，清火除湿而止痢，为治热痢之清剂。更伍承气以导滞泻邪，桃仁之苦平以活血润肠，是釜底抽薪法也，用治热痢，疗效卓著。

2. 胡荫鹏医案

治一人。诊脉数象，经谓数则为热。热伤血分，致成血痢。夫脱肛者，湿热甚也；干呕者，火毒冲胃也。宜防噤口之虞。但滞下纯红，先哲已云不治。勉拟白头翁汤加味。

滑石　赤茯苓　苡仁　炒陈仓米　秦皮　白头翁　黄连　黄柏

又治一人。痢久未止，曾服攻补收敛等剂。刻下诊脉沉数，痢赤

巴蜀名医遗珍系列丛书

多白少，按此脉症，乃热蕴下焦。宜白头翁汤加味，苦以坚之，酸以收之。

　　白头翁　秦皮　黄连　黄柏　白芍　乌梅

　　又治一人。滞下经年，腹痛后重，脉沉数。此热蓄下焦，伤及阴分，延绵难愈。拟清热和阴，调气厚肠，倘脉仍不解，当议通因通用法。

　　白头翁 12g　秦皮 12g　生地 15g　五味 3g　胡黄连 1.5g　广木香 1.5g　乌梅肉 3g

　　蓼笙注：以上三案皆属热痢，均以白头翁汤为主而随证加减，随证化裁，可谓心灵手巧。白头翁汤证，为湿热秽气，郁遏广肠魄门，故后重窘迫难出。凡下重皆属于热，热邪传入厥阴，内耗血液，故多便脓血；热气胜则腹大痛，湿气胜则腹不痛。胡治一案为噤口痢，湿热均甚，故用白头翁汤加滑石之甘寒，赤苓、苡仁之甘淡以渗湿，陈仓米以和胃。二案为久痢不止，湿热未尽，热重湿轻，热蕴下焦，故用白头翁汤加白芍、乌梅酸以收之，苦以坚之，纯用苦寒以胜热而厚肠也。三案为热痢经年，伤及阴分，故用白头翁、秦皮、胡黄连之苦寒，以清热除湿，生地以和阴，木香以调气，五味、乌梅之酸以厚肠。三案病情各殊，白头翁汤之加减化裁，亦各自不同，非高手，其谁能之？

六十七、芍药甘草汤证（1案）

曹颖甫医案

治一人，足过多行走，则肿痛而色紫，始则右足，继乃痛及左脚，天寒不可向火，见火则痛剧，故虽恶寒，必得耐冷，然天气过冷则又痛，睡眠至凌晨，而肿痛止，至夜则痛如故。按历节病，足亦肿，但肿常不退，今有时痛者，非历节也。唯痛甚筋挛，先用芍药甘草汤以舒筋。

赤芍 30g　白芍 30g　生甘草 24g

三剂愈。

寥笙注：本案为气血滞凝，脉络瘀阻证。患者两足肿痛，痛甚筋挛，肿痛色紫，并非伤寒误治所致，但其气血流行不畅，络脉瘀阻则同。故用白芍以滋其不足之阴血；赤芍以疏其瘀阻之络脉；甘草缓急，合芍药酸肝化阴，善舒挛急而镇痛。本方为治脚挛急之专方，以脾主四肢，胃主津液，阳盛阴虚，脾不能为胃行其津液，以灌四旁，故足挛急。用甘草以生阳明之津，芍药以和太阴之液，其脚即伸，此亦用阴和阳法也。芍药甘草汤治脚痛神效，患者服三剂病即愈。其治腹痛亦最效，如脉迟为寒，本方加干姜；脉洪为热，加黄连。

六十八、牡蛎泽泻散证（1案）

叶天士医案

治一人，脉如涩，凡阳气动则遗，右胁汩汩有声，坠入少腹，可知肿胀非阳道不利，是阴道实，水谷之湿热不化也。议用牡蛎泽泻散。

左牡蛎　泽泻　花粉　川桂枝木　茯苓　厚朴

寥笙注：本案为阳虚肿胀证。患者肿势不急，故叶氏于本方去蜀漆、葶苈、商陆、海藻之峻攻，加桂枝、茯苓以通阳化气，厚朴苦温以除胀满，变峻攻之剂而为温化之方。叶氏引用古方，每多师其意而加减化裁，随证用药，可谓善用古方者。

《伤寒论》原方：

牡蛎　泽泻　葶苈子　商陆根　海藻　蜀漆　天花粉各等分

上七味，异捣，下筛为散，更于臼中治之，白饮和服方寸匕，日三服，小便利，止后服。

本方为治病后水肿，下焦气化失常，湿热壅滞，小便不利，停留作肿之实证，故用牡蛎泽泻散决逐利水。方用牡蛎咸寒走肾，同渗利药则下走水道；泽泻利水入肾，泻膀胱之火而除湿热；天花粉性味甘寒，解烦渴而行津液消肿气；蜀漆味辛性平有毒，近已少用，功同常山，为祛痰逐水之药；葶苈子苦寒，利水泄肺，泄气消肿；商陆根苦寒，专于行水，治肿满，小便不利；海藻咸寒能润下，使邪气自小便出。此方用散不宜用汤，以商陆水煮即能致毒；因其性甚烈，不可多服，故曰小便利，止后服。

叶氏此案引用本方之牡蛎以入肾，下走水道；泽泻利水入肾，天花粉导肿气；加桂枝以温阳，茯苓以化气，厚朴除肿胀兼以行气，所谓"气行则水行也"，故曰议用牡蛎泽泻散，仍未离原方之意也。

六十九、瓜蒂散证（3案）

1.《名医类案》医案

信州老兵女，三岁。因食盐过多，得舠喘之疾，乳食不进，贫，无法请医治。一道人过门，见病女，喘不止，便教取甜瓜蒂七枚，研为粗末，用冷水半茶杯许，调澄取清汁呷一小呷。如其言，才饮竟，即吐痰涎，若胶黏状，胸次即宽，舠喘亦定。少日再作，又服之，随手愈。凡三进药，病根如扫。

瓜蒂 1g（炒黄）　赤小豆 1g

上二味，各别捣筛，为散已，全治之，取一钱匕，以香豉一合，用热汤七合，煮作稀糜，去滓，取汁和散，温，顿服之；不吐者，少少加，得快吐乃止。诸亡血虚家，不可与瓜蒂散。

寥笙注：本案为痰涎壅塞膈上之证。瓜蒂苦寒，有小毒，功能涌吐痰涎宿食；赤小豆性味酸平，功能利尿解毒，两味合用，有酸苦涌泄之功。再加香豉之轻清宣泄，更能加强催吐作用。此案未用全方，单服甜瓜蒂末，即吐稠黏胶痰，可见瓜蒂散之催吐作用，是以瓜蒂为主药，故服之而愈。应用本方，以体气壮实，邪气阻于膈上，而有上逆之势者，为使用本方之标的。瓜蒂散与栀豉汤皆吐剂，要知瓜蒂散吐痰饮宿食，栀豉汤吐虚烦客热，一实一虚，应严加鉴别。瓜蒂一药，近人少用，一般药铺亦未备。齐有堂说：甜瓜蒂如无，以丝瓜蒂代之。重庆地区，亦有用南瓜蒂代者。

2.许叔微医案

治一舟子。伤寒发黄，鼻内酸痛，身与目如金，小便不黄，大便如常。或欲与茵陈五苓散。许曰：非其治也。小便和，大便如常，知病不在脏腑；今眼睛疼，鼻酸痛，是病在清道中，若下大黄，必腹胀为逆。宜用瓜蒂散，先含水，次㗜之，鼻中黄水尽，乃愈。

蓼笙注：本案为瓜蒂散之又一用法，纳药鼻中以㗜之，鼻中黄水尽而愈。患者之病，极易辨为黄疸，但黄疸眼睛不疼，鼻不酸痛，许氏断为病在清道中，不在脏腑，故用瓜蒂散㗜之而愈。本事瓜蒂散系用甜瓜蒂 27 个，赤小豆 27 粒，秫米 27 粒，共为细末，成丸如豆大许，纳鼻中，缩令自入，当出黄水，慎不可吹入。仲景之瓜蒂散为涌吐之瓜蒂散，《本事方》为纳鼻之瓜蒂散，此其异也。伤寒瓜蒂散治寒热结胸，气冲胸；本事瓜蒂散治头中寒湿，发黄疸。瓜蒂能解上焦郁热，故黄疸之郁于上焦者宜之，且瓜蒂主吐，吐亦具有发散之意，于此可见，治黄疸又有吐之一法。

3. 李士材医案

治秦景明。素有痰饮，每岁必四五发，发即呕吐不能食，此病久结成窠囊，非大涌之，弗愈也。须先进补中益气，十日后，以瓜蒂散频投，涌如赤豆沙者数升，已而复得水晶色者升许。为是者七补之，七涌之，百日而窠囊始尽。专服六君子、八味丸，经年不辍。

蓼笙注：本案为痰饮壅塞胸中证。凡久病痰饮成窠囊，非大吐之不能愈。但素病痰饮，其体必虚，虚家非吐所宜，而痰实成澼，又非吐不可。无已，则先补其虚，后吐其痰，预为安内而攘外，则吐不损正，使补正与祛邪各得其宜，是以七补七涌，病得以愈，此治法之既善且巧也。此案患者、医者，均系当时名医，两相信任，故无五过四失之弊；若遇一般病人，则浅尝辄止，疾不可为也。

七十、半夏散及汤证（1案）

张石顽医案

治一女，伤风咳嗽，先前自用疏风润肺止咳之药，不应，转加呕、渴、咽痛。石顽诊之，六脉浮滑应指，因与半夏散三啜而病如失。或问咳嗽、咽痛而渴，举世咸禁燥剂，今用半夏辄效，何也？曰：用药之权衡，非一言而喻也。凡治病必求其本。此风邪夹饮之暴咳，故用半夏、桂枝开通经络，迅扫痰涎，兼甘草之和脾胃而致津液，风痰散，营卫通，则咽痛、燥渴自已。设泥其燥渴而用清润，滋其痰湿，经络愈壅，燥渴、咽痛，愈无宁宇矣。

法夏 6g　桂枝 6g　炙甘草 6g

寥笙注：本案为风邪夹饮上攻咳嗽证。患者为外感风邪夹饮咳嗽，误用甘凉润肺止咳之剂，非但原病咳嗽不解，更加呕、渴、咽痛，此治之逆也。张氏用半夏散三啜而病如失，可谓药到病除。《伤寒论》半夏散及汤，为少阴病阴盛阳郁，咽中痛证。以少阴之邪，逆于经脉，不得由枢而出。用半夏之辛温入阴散郁热；桂枝、甘草辛甘达肌表，则少阴之邪由经脉而出肌表，悉从太阳开发。近人治咳嗽或咽痛，多喜用甘凉清润，忌用温燥。须知风热咳嗽，或咽痛属燥者，固当用清凉润剂；如属寒邪外束，则非辛温药不效。若概用寒凉，病必不除，反致增剧。观此案益信而有征。

七十一、猪肤汤证（1案）

张石顽医案

治一人，素禀阴虚多火，且有脾约便血证。十月间患冬温，发热咽痛，医用麻仁、杏仁、半夏、枳壳、橘皮之类，遂喘逆倚息不得卧，声飒如哑，头面赤热，手足逆冷，右手寸关虚大微数，此热伤手太阴气分也。与玉竹、甘草等，均不应。为制猪肤汤一瓯，令隔汤顿热，不时挑服，三日声清，终剂而痛如失。

猪肤 500g 白蜜 90g 米粉 90g

寥笙注： 本案为虚火上亢咽痛证。患者阴虚多火，又有脾约下血症，则津液不足可知。又患冬温发热，易于伤津之病，而用半夏、枳壳、橘皮等辛温之味，使阴分更伤，故服后更增喘逆、声哑等病变。最后为制猪肤汤，终剂而病如失，足见本方确有独特的疗效。猪肤性味咸寒入肾，滋肾水而清热润燥；白蜜甘寒润肺，清上炎之虚火而利咽；米粉甘缓和中，扶脾止利，使下利止，津液来复，虚火降敛，则咽病、胸满、心烦诸症，均可消除，为治少阴热化、津液下泄、虚火上炎之良方。少阴随热下注，不能上升，故心烦、咽痛，如近世所称的白喉症。白喉忌表，不可发汗，亦不可下，当一意清润，仲景猪肤汤实开其先。咽痛一症，在少阴有寒、有热，痛而肿者为热症，不肿而痛者为寒症，此为辨证要点。

巴蜀名医遗珍系列丛书

七十二、桃花汤证（1 案）

示吉医案

毛方来忽患真寒证，腹痛自汗，四肢厥冷。诸医束手，予用回阳救急而愈。吴石虹曰：症虽暂愈，后必下脓血，则危矣。数日后，果下利如鱼脑，全无臭气，投参、附不应。忽思三物桃花汤，仲景法也。为丸与之，三四服愈。

赤石脂 30g　干姜 3g　粳米 30g

蓼笙注：本案为虚寒下利便脓血证。患者下利脓血如鱼脑，全无臭气，其为少阴虚寒滑脱下利甚明。投参、附无效，换投桃花汤为丸，三四服即愈者，因石脂留涩于肠胃，止利之力倍强也。少阴里寒便脓血，色黯而不鲜，乃肾受寒湿之邪，水谷之津液为其凝聚，酝酿于肠胃之中而为脓血。其人脉必微细，神气静而腹喜温，欲得手按之，而腹痛乃止。阳证内热，则溢出鲜血；阴证内寒，则下紫黑如猪肝，此其辨也。方用赤石脂性味甘温重涩，入下焦血分而固脱；干姜辛温，暖下焦气分而补虚；粳米甘平，佐石脂、干姜而润肠胃，为崇土清脓之温剂。

七十三、蜜煎导方证（2案）

1. 许叔微医案

治艾道先，染伤寒近旬日，热而自汗，大便不通，小便如常，神昏多睡。诊其脉长大而虚，曰阳明证也。乃兄曰：舍弟全似李大夫，证又属阳明，可用承气否？许曰：虽为阳明，此证不可下，仲景明言阳明自汗，小便自利者，为津液内竭，虽坚不可攻，宜蜜煎导。作三剂，三易之，先下燥矢，后泻溏，已而汗解。

蓼笙注：本案为津亏便秘证。患者热而自汗，大便不通，小便如常，神昏多睡，近似承气汤证，但脉不实，长大而虚，津液内竭，是内燥而非内热，虽坚不可下，故以蜜煎外导而愈。如不辨虚实，贸然以承气投之，必然偾事。蜂蜜为百花之英，甘润助太阴之开，能导大肠之气下行，为滑可去着、因势外导之方也。蜜煎导做法及用法：食蜜七合，于铜器内，微火煎，凝如饴状，搅之勿令焦着，欲可丸，并手捻作挺，令头锐，大如指，长二寸许，当热时作，冷则硬，纳谷道中，以手急抱，欲大便乃去之。

2. 慎柔和尚医案

治一人，远行忍饥，又相殴脱力。时五月初，遂发热谵语。服过补中益气及五苓散数剂，不效。慎柔诊之，六脉俱无，乍有则甚细。其外症则面赤谵语，口碎。一医曰：阳病见阴脉，症在死例。慎柔曰：当以阳虚从脉舍症治之。用附子理中汤，冷服二帖，脉稍见；四帖则脉有神而口碎愈矣；六帖脉如常，但谵语未已。慎柔曰：脉气已完复而谵语不休者，胃有燥矢也。以猪胆汁导之，果下燥结，谵语遂平。

大猪胆汁 1 枚

寥笙注：本案分两段论治：一为中州阳虚证，一为肠结夹热证。初服附子理中汤，为治中阳不振，虚火四散，故口碎，发热，面赤，此为外假热而内真寒；六脉俱无，乍有则甚细，舍症从脉，冷服附子理中汤二帖而脉见，四帖脉有神而口碎愈，六帖则脉如常，真可谓节节胜利。继用猪胆汁为导，为阳复而谵语不休，此为肠结夹热证。阳明证，燥热灼津，热实便秘，当用三承气汤分别下之；如系素体津亏便秘，则不可下，宜用蜜煎导或猪胆汁均可为导，乘燥矢已在直肠难出肛门之时导之使出。患者阳复而谵语不休，为胃中（古人都说胃中，说胃则包括肠，因矢不在胃中，古已知之）有燥矢，以猪胆汁泻之，下燥结而愈。猪胆汁用法：用大猪胆汁 1 枚，泻汁和醋少许，以灌谷道中，如食顷，当大便出宿食恶物。猪胆汁苦寒而滑，寒胜热，滑润燥，苦能降，酸善入，故能引入大肠而通之也。津液枯者宜蜜煎导，热盛者宜猪胆汁导，此其区别也。

七十四、赤石脂禹余粮汤证（1案）

喻嘉言医案

治李萍槎。食饮素弱，三日始更一衣，偶因大便后，寒热发作有时，颇似外感，其实内伤，非外感也。缘素艰大便，努挣伤气，故便出则阴乘于阳而寒，顷之稍定，则阳复胜阴而热矣。若果外感之寒热，何必大便后始然耶？医者先治外感不应，谓为温热，而用滑利之药驱导之，致向来燥结者，转变肠澼，便出急如箭，肛门热如烙。又用滑石、木通、茯苓、泽泻等，冀分利小便以止泻。不知阴虚，自致泉竭，小便从何得来？于是食入不能停留，即从下注，将肠中之垢，暗行驱下，其臭甚腥，色白如脓，虽大服人参，而下空反致上壅，胸膈不舒，喉间顽痰窒塞，口燥咽干，彻夜不寐，一切食物，唯味薄质轻者，胃中始爱而受。久久阴从泻伤，阳从汗伤，两寸脉浮而空，阳气趋于上也；关尺脉微而细，阴气趋于下也。阴阳不相维，附势趋不返矣。议用四君子汤为补脾之正药，去茯苓以其淡渗恐伤阴也；加山茱萸以收肝气之散，五味子以收肾气之散，宣木瓜以收胃气之散，白芍药以收脾气及脏气之散；合之参、术之补，甘草之缓，再佐升麻之升，俾元气下者上而上者下，团聚于中不散，斯脉至上盛，腹不至雷鸣，汗不至淋漓，肛不至火热，庶饮食可加，便泻渐止，是收气之散为吃紧关头，故取味重复，借其力专。又须大剂药料煎浓膏，调禹余粮、赤石脂二末频服，缓咽为佳。古云：下焦有病人难会，须用余粮、赤石脂。盖肠之空，非此二味不填；肠垢已去，非此二味不能复其黏着之性。又况误以石之滑者之，必以石之涩者救之，尤有同气相求之妙。

人参　白术　炙甘草　净山茱萸　升麻　北五味子　宣木瓜　杭白芍

八味共煎，浓缩为膏。

赤石脂、禹余粮二味共研极细末。用膏一匙，调服二味细末，每次1.5g，缓咽频服，不拘次数。

蓼笙注：本案为脾虚下焦滑脱证。患者之病，经一再误治，故变化多端；杂药乱投，伤阴伤阳，阴阳不相维，上下不相交，气乱于中，脾失所主，于是胃呆土崩，下利不止，饮食不进，病之危笃，可谓极矣。本案病理，喻氏剖析至尽，分析归纳，义精入神，议用四君子汤加减，而以余粮、石脂为末调服，中下兼治，既以涩滑固脱治其标，又以助火生土治其本。二石皆土之精气所结，石脂色赤入心，助火生土；余粮甘平，色黄入脾，实胃而厚肠。二药合用，大能涩滑固脱，有吸附作用，善能吸附毒物，保护黏膜。细阅此案，最有助于辨证施治，医者宜熟玩而深思之。

七十五、烧裈散证（1 案）

王肯堂医案

尝治伤寒病未平，复犯房室，命在须臾。用独参汤调烧裈散，凡服参 500～1000g，得愈者三四人，信哉用药不可执一也。

妇人中裈近隐处，取烧作灰；人参 60g 煎汤，用参水调服烧裈散，日三服，小便即利，阴头微肿，此为愈矣。妇人病，取男子裈烧服。

蓼笙注：本案为房劳复证。复者何？其人病方瘥，体尚虚，犯女劳则虚而益虚，病乃重发。凡病人气血未复，余邪未尽，欲火妄动而交媾，精气亏损，即能致此病。至于阴阳易之为病，历代医家颇有争论，愚见以为隐说则谓之阴阳易，显说则谓之房劳复，二而一，一而二也。因交接而病复发，病与先易，即变易之谓，非谓以不病之人易其人之病也。证之临证所见房劳复，无论男女，自病者多，人病者少，未有病者不自病而独病无病之人，殊难置信。若泥于阴阳易之旧说，谓男传不病之女，女传不病之男，于文义虽易通，于病理实难解，仲景亦未明言，不可为据。本案为伤寒病未平，复犯房室，命在须臾，此危证也。王氏博极群书，脉证合参，必其人精竭气脱，余邪乘虚而入，辨证施治，以独参汤急救精气之脱，亦不舍仲景阴阳易之治，调烧裈散导邪从来路而去，得愈者三四人，故云信哉用药不可执一也。今人不知摄身，往往病未平而交媾，复发者颇不乏人。录此案不在烧裈散一方一药之治验，意在借以警众而防世急也。